Anke Sinnigen

Wechseljahre. Das Upgrade

ANKE SINNIGEN

WECHSELJAHRE. DAS UPGRADE

Aufgeklärt und selbstbestimmt durch das Hormonchaos

HERDER

FREIBURG · BASEL · WIEN

Für neun Millionen Frauen in den Wechseljahren

MIX
Papier | Fördert gute Waldnutzung
FSC® C083411
FSC
www.fsc.org

Hermann-Herder-Str. 4, 79104 Freiburg
Bei Fragen zur Produktsicherheit wenden Sie sich bitte an
produktsicherheit@herder.de

www.herder.de

Satz: Gestaltungssaal, Rohrdorf
Illustration: Sabine Hanel, Gestaltungssaal
Herstellung: CPI books GmbH, Leck
Printed in Germany

ISBN Print 978-3-451-60800-1
ISBN E-Book (EPUB) 978-3-451-83474-5

Inhalt

» Ladys, lasst euch von
niemandem einreden,
dass ihr eure besten Jahre
schon hinter euch habt. «

MICHELLE YEOH,
NACH IHRER OSCAR-VERLEIHUNG 2023

EINLEITUNG

Wenn du dir dieses Buch gekauft hast oder es dir jemand geschenkt hat, bist du vermutlich zwischen 40 und 60 Jahren alt. Wenn du es dir selbst gekauft hast, hast du es hoffentlich nicht unter anderen Büchern versteckt, sondern selbstbewusst an die Kasse getragen. Denn, hey, du bist in den Wechseljahren – und damit stehst du in den Startlöchern für die beste Zeit deines Lebens!

Auf dem Weg dorthin gibt es vermutlich ein paar Hürden, die du noch nehmen musst, aber das lohnt sich! Denn mit großer Wahrscheinlichkeit warst du noch nie so frei und lebst so selbstbestimmt wie jetzt – oder zumindest bald.

Das passt so gar nicht zu deinem Bild von den Wechseljahren? Ist für dich die Menopause etwas für ältere Frauen, die ihre besten Jahre bereits hinter sich haben und mit denen du dich nicht identifizieren kannst oder willst? Befürchtest du, dass die Wechseljahre irgendwann unangemeldet an die Tür klopfen und Hitzewallungen nicht nur das Ende der Fruchtbarkeit, sondern auch das deiner Attraktivität einläuten? Dass mit ihnen das Zeitalter der Unsichtbarkeit beginnt? Das ging mir genauso. Ich habe den Gedanken an die Wechseljahre verdrängt und wollte am liebsten nichts damit zu tun haben. Einzig das Ende der Verhütung war ein kleiner Lichtblick.

Wenn du an Frauen in den Wechseljahren[1] denkst, was kommt dir dabei als Erstes in den Sinn? Vielleicht eine ältere Frau mit grau-weißen Haaren, die traurig und nachdenklich aus dem Fenster guckt? Oder eine, die gerade von einer Hitzewallung überwältigt wird und sich mit einem Handfächer gequält Luft zuwedelt? Oder hast du Bilder von selbstbewussten Frauen wie Michelle Obama, Heidi Klum, Naomi Watts, Katja Burkard, Anke Engelke oder Ildikó von Kürthy im Kopf? Die sind oder waren nämlich auch alle in den Wechseljahren.

Die Fotos, die Bildredaktionen für das Thema Wechseljahre auswählen, wollen uns weismachen, dass wir still leiden, uns unserem Schicksal der Unfruchtbarkeit ergeben, in der Gesellschaft keine aktive Rolle mehr spielen und endgültig im Privaten verschwinden. Dass wir wie unsere Mütter und Großmütter die Wechseljahre ertragen und über sie schweigen.

Aber wir sind anders. Wir sind eine neue Generation von Frauen, die in der Mitte des Lebens beruflich noch mal neu durchstartet, einen Urlaub sehr gut ohne Kinder verbringen kann, neue Hobbys wie Stand-up-Paddling oder Wandern entdeckt, Gewichte stemmt, einen Blog schreibt, sich ehrenamtlich engagiert, Freundschaften auf Social Media schließt, sich vielleicht von einer in die Jahre gekommenen Partnerschaft verabschiedet und neugierig auf Online-Dates ist oder ziemlich zufrieden über die Zeit nur mit sich. Wir haben einen Vorteil gegenüber der Generation unserer Mütter: Es gibt mittlerweile viel mehr Wissen über die Auswirkungen der hormonellen Veränderungen auf unsere Gesundheit und wir können dies für uns nutzen. Denn das negative Image vom Ende der Fruchtbarkeit als »Downgrade« verbreiten vor allem diejenigen, die mit den Wechseljahren

1 Mit Frauen in den Wechseljahren bezeichne ich in diesem Buch alle Menschen, die mit Eierstöcken geboren wurden und die Wechseljahre erleben.

direkt gar nichts zu tun haben. Darunter Männer, die unsere Körper bewerten, und Medien, die das Bild der unsichtbar werdenden Frau in Filmen und Serien nutzen und verbreiten. Und am Ende sollen wir selbst glauben, dass diese Rolle für uns vorbestimmt ist.

Bei Männern ist die Midlife-Crisis positiv besetzt, sie lassen Altes hinter sich und starten einen Neuanfang. Das Klischee unserer Wechseljahre ist dagegen, dass unser hormonelles Schicksal unser weiteres Leben diktiert, wir Jüngeren den Vortritt lassen und in der Gesellschaft künftig nur noch im Hintergrund bleiben werden. Das war schon immer falsch und passt partout nicht in die heutige Lebenswelt von Frauen und wie diese sich wahrnehmen. Denn viele Frauen sehen sich selbst ganz anders und bestätigen mir, dass sie sich noch nie wohler und selbstbewusster gefühlt haben, dass jetzt »ihre Zeit« gekommen ist.

Ein neues Bild der »Frau in den Wechseljahren« ist also mehr als überfällig. Aber dafür müssen wir unsere Blickrichtung ändern. Wir sollten uns auf das konzentrieren, was wir gewinnen, statt auf das, was wir verlieren. Und endlich erkennen, dass wir genau richtig sind, wie und wo wir jetzt sind.

So weit sind wir aber noch nicht. In Zeiten von Schönheitschirurgie, Gender Shift, Social Freezing, Free Bleeding, Longevity und TikTok sprechen viele Frauen nach wie vor hinter vorgehaltener Hand über die Wechseljahre und tun alles dafür, um den Anschein zu erwecken, dass sie »so alt« noch nicht sind.

Tatsache ist: Jede Frau kommt in die Wechseljahre, und bei den meisten starten die ersten Veränderungen bereits mit Anfang 40. Rein statistisch gesehen verbringen wir mehr als die Hälfte unseres Lebens außerhalb der reproduktiven Zeit. Diese fruchtbare Phase ist also nur ein Abschnitt in unserem Leben, aber vielleicht gar nicht der wichtigste. Es ist die Zeit, in der du dich um andere kümmerst, wenn du Kinder hast, in der du deshalb beruflich oft zurückstecken musst und in der häufig andere mehr über dein Leben bestimmen als du selbst. Das ändert sich jetzt.

Dieses Buch will deine Roadmap sein, mit der du gut durch die Wechseljahre kommst. Denn viele Frauen sind mit neuen gesundheitlichen Herausforderungen konfrontiert, und das sind längst nicht nur Hitzewallungen, sondern auch sturzartige Blutungen, eine quälende Migräne, unerklärliche Gelenkschmerzen und ein dauerhaftes Schlafdefizit. Aber wenn du weißt, was dich erwartet und wie du Symptome behandeln kannst, was für deine Gesundheit in den kommenden Jahren besonders wichtig ist, sind die Wechseljahre nicht länger der Anfang vom Ende. Sie sind der Start in die Zeit, in der du dich und deine Gesundheit priorisierst und die richtigen Weichen für die nächsten 30 bis 40 Jahre stellst – in denen du die Hauptrolle spielst!

Im ersten Kapitel erfährst du alles Wichtige über die Hintergründe deiner körperlichen und psychischen Veränderungen. Das Wort Perimenopause kannst du dann im Schlaf buchstabieren, und Hormone machen dir keine Angst mehr. Du erfährst, was in deinem Körper gerade passiert und welche Konsequenzen das für deinen Lebensstil hat. Danach geht es ans Eingemachte. Rund 34 Symptome können deinen Alltag in den Wechseljahren belasten, das ist die schlechte Nachricht. Die gute ist, dass du sie beeinflussen kannst. Diese Möglichkeiten lernst du im zweiten Kapitel kennen.

In unserer Ernährung steckt großes Potenzial für unsere Gesundheit, sie kann aber auch das Gegenteil bewirken und Krankheiten fördern. In den Wechseljahren wird wichtiger, was du isst – um Beschwerden zu lindern, aber auch, um deinen Körper für das Älterwerden fit zu machen. Wie der Teller in der Mitte des Lebens aussehen soll, erfährst du in Kapitel drei. Schon mal vorweg: Statt weniger zu essen, solltest du vor allem anders essen.

Und warum stellen wir unsere Ernährung um und kümmern uns (hoffentlich) mehr um unsere Gesundheit? Damit wir möglichst lange gesund leben. Leider ist das im Moment nicht der Fall. Wir werden zwar älter als Männer, haben aber weniger gesunde Jahre. Mein Wunsch ist es, mindestens 90 Jahre alt zu werden, und das bei bester Gesundheit. Dafür ist es wichtig zu wissen, welche neuen Risiken nach der Menopause entstehen und mit welchen Maßnahmen man diese reduzieren kann.

Neben unserer Gesundheit verändert sich auch unsere Lebenswelt. Kinder werden älter, Partnerschaften[2] auch. Du hast mehr Zeit für dich, musst dich aber vielleicht auch um deine Eltern kümmern? Und je länger wir leben, desto mehr Geld brauchen wir, daraus ergibt sich die Frage: Wie gut hast du finanziell für dein Alter vorgesorgt? Es lohnt sich, dass du dich jetzt damit auseinandersetzt, um keine bösen Überraschungen zu erleben.

Du findest in diesem Buch viele Zitate. Diese stammen von Frauen, die wie du in den Wechseljahren sind. Die meisten haben mir über meine Plattform wexxeljahre geschrieben oder ihre Erfahrungen unter einem meiner Posts auf Instagram geteilt. Vielleicht erkennst du dich in einem Zitat wieder?

Ich bin häufig gerührt, aber auch oft erschüttert, wenn mir Frauen von ihren Erfahrungen berichten. Dass ich mich so sehr mit diesen Frauen und den Wechseljahren verbunden fühlen und so viele Ungerechtigkeiten in der Frauengesundheit entdecken würde, war mir nicht klar, als ich 2021 wexxeljahre gründete. Ich war damals empört, dass es kaum Aufklärung über die Wechseljahre gab, war anfangs aber auch selbst zurückhaltend, mich als »Menopause-Gründerin« zu outen. Das Tabu hatte auch mich eingeholt. Aber ich spürte, dass die Wechseljahre nach meinen beruflichen Stationen in anderen Unternehmen der Healthcare-Branche jetzt mein Thema werden würden. Weil es so

2 Wenn ich in diesem Buch von Partnerschaft bzw. Partner oder Partnerin spreche, schließe ich alle Geschlechter und alle unterschiedlichen Beziehungsformen mit ein.

wenig gute Aufklärung gab und offenbar auch viele Ärzt:innen keine echte Hilfe waren, wollte ich Frauen die Möglichkeit bieten, ihre Gesundheit stärker in die eigene Hand zu nehmen. Mit einer Arztsuche, einem Mentoring-Programm, Webinaren zur Frauengesundheit ab 40 und weiteren Angeboten, möchte ich Frauen bestärken, sich und ihre Gesundheit ernst und wichtig zu nehmen – damit die Wechseljahre zu einem Upgrade für ihr Leben werden können.

Frauen zwischen 40 und 59 Jahren sind hierzulande die größte gesellschaftliche Gruppe. Rund 9 Millionen Frauen sind allein in Deutschland altersmäßig zur Zeit in den Wechseljahren. Wir sind keine Nische, und die Wechseljahre kein Thema, das auf einen Nebenschauplatz gehört, sondern in die Mitte unserer Gesellschaft. Und wir, du und ich und alle deine Freundinnen und Kolleginnen, sind diejenigen, die den Austausch über die Wechseljahre verändern können. Die der Lebensphase ein neues Gesicht geben, die hormonellen Veränderungen und das Älterwerden positiv besetzen, die dafür sorgen können, dass jüngere Frauen die Menopause gespannt erwarten, weil sie eine großartige Zeit in ihrem Leben einläutet.

LASS UNS HEUTE DAMIT ANFANGEN!

» Die Hälfte der Bevölkerung
macht das durch – aber wir leben so,
als gäbe es das gar nicht. «

MICHELLE OBAMA,
EHEMALIGE FIRST LADY DER USA

KAPITEL 1

Wechseljahre: Die Basics

Wechseljahre, Klimakterium, Menopause – was ist das alles eigentlich? Während wir heute offen über Menstruation, Verhütung und Schwangerschaften reden, schweigen wir über die Wechseljahre. Dabei würde es uns helfen, wenn wir unsere Scheu oder vielleicht sogar Scham ablegen und die Bedeutung des Einflusses unserer Sexualhormone auf unsere Gesundheit besser verstehen könnten. Deshalb kümmern wir uns im ersten Kapitel um diese Basics: Warum kommen wir in die Wechseljahre? Welche verschiedenen Phasen durchlaufen wir und welche körperlichen und psychischen Symptome können auftreten? Die Frage, warum wir alle nur so wenig über die hormonellen Veränderungen in der Lebensmitte wissen, muss dabei auch beantwortet werden – und vielleicht geht es dir nach diesem Einstieg so wie mir: Als ich mich immer intensiver mit den Wechseljahren beschäftigte, war ich zunächst überrascht, weil mir nicht klar gewesen war, dass unsere Sexualhormone für viel mehr in unserem Körper verantwortlich sind als nur für unsere Fruchtbarkeit. Später empfand ich vor allem Empörung, weil uns niemand über diese wichtige Phase in unserem Leben aufgeklärt hatte.

1.1 »Darüber reden wir nicht!«

»ICH FÜHLE MICH WIE IM FALSCHEN KÖRPER.« (Naomi)

Es wäre gut, wenn es dieses Buch nicht geben müsste. Wenn wir alle bereits in der Schule gelernt hätten, was in den Wechseljahren mit unserem Körper passiert, wenn wir mit unseren Müttern und Freundinnen regelmäßig über diese oder jene Beschwerden gesprochen hätten, wenn unsere Partner:innen verständnisvoll auf unsere Gereiztheit oder sexuelle Unlust reagieren würden. Wenn wir im Beruf selbstverständlich von zu Hause arbeiten oder keinen Schichtdienst machen müssten, nachdem wir nachts wieder kaum geschlafen haben. Wenn wir unserer schlechten Laune wie unsere Teenager-Kinder freien Lauf lassen dürften.

Aber davon sind wir meilenweit entfernt. Deshalb müssen wir zunächst einmal der Realität ins Auge schauen, bevor wir uns mit den Lösungen beschäftigen: Ein wesentliches Problem ist, dass wir viel zu wenig über die Wechseljahre reden, über unsere Herausforderungen, über unsere Befürchtung, unsichtbar zu werden und in einer grau-beigen Masse zu verschwinden. Wir werden fülliger um die Hüften (auch wenn wir nicht mehr essen als früher), unsere Gelenke schmerzen, sodass wir morgens kaum aus dem Bett kommen, die Haut wird überall trockener (der Sex tut weh), wir wachen nachts zwischen zwei und vier Uhr auf und schlafen erst gegen fünf Uhr wieder ein, wir vergessen ständig Dinge oder verlegen Schlüssel und Kreditkarten. Und all das versuchen wir, so gut es geht zu verbergen. Wir zweifeln an uns und wollen uns keine Blöße geben. Aber auch alle um uns herum sehen den Elefanten im Raum nicht. Sie gucken weg, ziehen fragend die Augenbrauen hoch oder sagen lapidar: »Da musst du jetzt durch!« Über die Wechseljahre redet man nicht, die erträgt man. Das haben unsere Großmütter, unsere Mütter und unsere Tanten schließlich auch überstanden.

Weil die Wechseljahre so lange tabuisiert wurden, geht es Frauen nach der fruchtbaren Phase gesundheitlich schlechter. Denn wenn nicht über Beschwerden gesprochen wird, finden diese nur im Privaten statt und wir sind mit unseren Belastungen allein. Und weil auch andere einen großen Bogen um die Menopause machen, werden wir nicht auf unsere Symptome angesprochen. Selbst bei Ärzt:innen werden wir oft nicht ernst genommen und erhalten keine adäquate Beratung. Das ist ein Teufelskreis, der dazu führt, dass wir an uns selbst zweifeln und die Scham die Oberhand gewinnt.

Wechseljahre wegatmen …

Hat dir schon mal jemand gesagt: »Die Wechseljahre sind keine Krankheit«? Diese Aussage stimmt. Aber auch wenn sie ein natürlicher Prozess sind, können sie trotzdem krankheitsähnliche Symptome auslösen! Eine Schwangerschaft oder eine erektile Dysfunktion ist auch keine Krankheit, dennoch reden wir viel darüber (Schwangerschaft) oder versuchen, die Beschwerden zu behandeln (erektile Dysfunktion). Stell dir vor, du würdest so ähnlich mit der Menstruation deiner Tochter oder Nichte umgehen. Das machst du natürlich nicht, sondern gibst ihr ein Schmerzmittel, versorgst sie mit einer Wärmflasche und erlaubst ihr, den Sportunterricht zu schwänzen – auch wenn die monatliche Blutung keine Krankheit ist.

Aus irgendeinem Grund sollen aber Frauen in den Wechseljahren lieber den »natürlichen« Weg gehen, die Beschwerden mit all ihren Herausforderungen akzeptieren oder am besten wegatmen. Hitzewallungen, vaginale Trockenheit, Gereiztheit, Wassereinlagerungen, Erschöpfung – all das sind Themen, mit denen wir offenbar andere belästigen. Die zeigen, dass wir angezählt sind.

Dabei können uns die Symptome der Wechseljahre ziemlich aus der Bahn werfen. Viele Frauen erkennen sich selbst nicht wieder. Sie vermissen ihr altes Ich, haben das Gefühl, dass alles, was sie einmal ausgemacht hat, nicht mehr existiert. Hitzewallungen und Schlafstörungen rauben ihnen die Kräfte. Oft haben sie pubertierende Teenager, eine Ehe steht auf der Kippe und in diesem Chaos suchen sie sich selbst. Im Job haben sie Angst, zu versagen oder durch eine Kolleg:in ersetzt zu werden. Das produziert noch mehr Druck, den sie mit Mehrarbeit auszugleichen versuchen, was wiederum die körperliche und psychische Erschöpfung verstärkt. Ihre Situation gegenüber Vorgesetzten anzusprechen, erscheint ein Ding der Unmöglichkeit.

Gleichzeitig antworten die meisten Frauen auf die Frage, ob sie noch mal 20 oder 30 Jahre alt sein möchten, mit einem klaren Nein. Wie sehr haben wir damals an uns gezweifelt, unsere Körper kritisiert, wussten nicht, wer wir sein wollten, wie wir glücklich werden. Das zähe Suchen nach dem eigenen Selbst, ob in der Rolle als berufstätige Mutter, Karrierefrau oder engagierte Familienmanagerin war oft von Hilf- und Ratlosigkeit geprägt. Diese haben wir heute abgelegt. Wir wissen sehr viel besser, was wir wollen, was uns guttut. Auch wenn unser alternder Körper noch weniger mit den Idealen unserer Jugend mithalten kann, gehen wir dennoch gelassener und entspannter damit um. Wir ziehen den Bauch nicht länger ein, sondern eine bequemere Hose an.

Was sind unfruchtbare Frauen wert?

Aber die Gesellschaft will uns diese Geschichte erzählen: Frauen, die keine Kinder mehr bekommen können, verlieren deutlich an Wert. Wir werden schwierig und anstrengend, mutieren zu zickigen »Mängelwesen«, weil unsere Hormone sich in einer Abwärtsspirale befinden. Dazu tragen auch die Worte bei, die für die Beschreibung der Symptome genutzt werden: Unsere Haut trocknet aus, wir verkümmern, wir verblühen. Wir werden ängstlich, labil, sind gereizt. Alles wird weniger, die Knochendichte, die Muskelmasse, die Haare und die Libido. Wie sollen wir gegen die Wucht dieser Worte ein positives Bild von mehr Selbstbestimmung und Aufbruch formen?

Wenn Fruchtbarkeit und Weiblichkeit zusammengedacht werden, was bleibt von uns nach der Menopause übrig? Was ist mit unserer Sexualität, die ohne Angst vor einer Schwangerschaft nur noch unserem »Vergnügen« dient?

Andere Kulturen erzählen andere Geschichten: Dort gibt es die weise alte Frau, deren Rat geschätzt und gesucht wird, die hohes Ansehen genießt. Die einen Familienbund trägt und zusammenhält, die die Mitte der Familie ist. Auch das Tierreich lehrt uns eine Wertschätzung für ältere Familienmitglieder, die wir heute vermissen. Generell sind die meisten Tiere bis ins hohe Alter fruchtbar, einige wenige erleben aber auch die Menopause – und große Anerkennung: So weiß man über die großmütterlichen Orca- und Belugawale in der Postmenopause, dass sie die Anführerinnen ihrer sozialen Gruppen sind. Sie kennen die besten Futterplätze und geben ihr Wissen an ihre Nachkommen weiter. Außerdem helfen sie ihren Töchtern bei der Aufzucht ihres Nachwuchses, schlagen Feinde in die Flucht und verschaffen ihrer Familie dadurch einen Überlebensvorteil. Ihre Söhne schützen sie vor Angreifern und sorgen so dafür, dass die eigenen Gene möglichst breit gestreut werden können. Das klingt nach Heldinnen im Tierreich, oder? Weibliche Wale mit Menopause werden auch deutlich älter: Bei den Orcawalen sind das bis zu 40 Jahre mehr als ähnlich große Wale ohne Menopause und als die Männchen derselben Art. Die Menopause ist bei diesen Tieren also ein riesengroßer Vorteil und verlängert offenbar das Leben.

Wo sind die mittelalten Heldinnen?

Wir aber haben ein schwieriges Verhältnis zu den Wechseljahren. Wir lassen uns von Klischees und Ahnungen leiten, ohne diese zu hinterfragen. Unsere Gesellschaft feiert die Jugend und unterschätzt den Wert der Frauen in der Lebensmitte. Das sehen wir auch in Film und Fernsehen. Wo werden spannende, authentische Geschichten von Frauen erzählt, die 40, 50 oder 60 Jahre alt sind und sich neu erfinden? Die Abenteuer erleben, die mit anderen Frauen die Welt retten, die ohne Partner glücklich sind? Warum interessieren sich TV-Redaktionen in Deutschland nicht für solche Drehbücher? Stattdessen stehen Schauspielerinnen unter großem Druck, möglichst jung zu wirken. Ihre Rollen entsprechen Stereotypen – Alter an sich ist ein Makel.

Um eine neue Sicht auf das Alter zu bekommen, muss es auch in Filmen und Serien anders gezeigt werden. Und es müssen mehr Frauen Regie führen, in Deutschland ist das nur bei etwa jeder fünften TV-Produktion der Fall. Das bedeutet, dass bei uns vor allem Männer das Bild der älter werdenden Frau prägen.

Dabei geht es auch anders: In England gibt es intelligente Serien über Frauen, die mit 50 Jahren eine Punkband gründen oder sich auf die Suche nach ihrem früheren Selbst begeben. Die dänische Serie *Borgen* stellt die Zerrissenheit einer Frau in den Wechseljahren zwischen politischer Macht und familiärer Harmonie dar. Und in dem Film *Meine Stunden mit Leo* spielt Emma Thompson eine pensionierte Lehrerin, die noch nie einen Orgasmus hatte; ein Kammerspiel, das sich mit Körperidealen und der Lust älterer Frauen beschäftigt.

Vereinzelt gibt es sie also, diese Lichtblicke, in denen Frauen in der Lebensmitte sichtbar werden. Geschichten über die Herausforderungen, die Träume und Wünsche der Frauen in den Wechseljahren. In denen auch der Einfluss der hormonellen Veränderungen selbstverständlich integriert ist. In denen Frauen schwitzen, nachts wach liegen, ihre Tampons in den Müll werfen. Aber es braucht mehr. Wir wollen große Kinofilme und prämierte Serien bei Netflix & Co. sehen, die sich um unseren Alltag und unsere Zukunft drehen.[3]

Warum wird unsere Gesundheit in dieser wichtigen Lebensphase in der Gesellschaft so wenig thematisiert? Warum fallen die Wechseljahre unter den Tisch? Sie sind doch (wie auch eine Schwangerschaft) ein großes Ereignis, eine Transformation, ein neues Level, das unser Körper erlebt. Das Zeitalter, in dem das Leben von Frauen vor allem durch ihre Fruchtbarkeit bestimmt wurde, ist vorbei. Aufgrund besserer Hygiene- und Gesundheitsmaßnahmen können wir lange über die Menopause hinaus leben. Früher war die Lebenserwartung von Frauen aufgrund verschiedener Krankheiten und einer hohen Mütter- und Säuglingssterblichkeit sehr viel geringer, noch vor hundert Jahren wurden Frauen durchschnittlich nur 56 Jahre alt. Rein statistisch haben wir heute nach der Menopause noch 33 Jahre vor uns. Diese Zeit ist ein Geschenk, und wir sollten alles dafür tun, sie möglichst gesund zu erleben. Dazu gehört, dass wir mit anderen über unsere Herausforderungen sprechen und eine bessere Behandlung einfordern – von Ärzt:innen, Krankenkassen und Arbeitgebern.

Tipp:

Tausche dich mit anderen gleichaltrigen Frauen aus. Frage sie, ob sie auch manchmal so erschöpft sind, dass sie nicht wissen, wie sie es zum Bäcker schaffen sollen. Frage sie, ob sich ihr Schlaf verändert hat, ob sie auch häufig nachts wach liegen und was ihnen hilft. Frage sie, ob sie bei Hitzewallungen manchmal Angst um ihre Gesundheit haben. Erkundige dich, was ihnen geholfen hat und bei welchen Ärzt:innen sie gute Unterstützung bekommen haben.

3 Die Initiator:innen der Kampagne #letschangethepicture engagieren sich für mehr Sichtbarkeit von Frauen 47+.

1.2 Der Anfang vom Ende

»ICH BIN INNERLICH OFT AUFGEREGT, FÜHLE MICH ERSCHÖPFT UND GEREIZT.«
(Silke)

Die größte Überraschung ist für viele Frauen, dass die Wechseljahre früher starten als sie denken. Nicht umsonst heißt es eben *Wechseljahre* und nicht *Wechseltage* oder *-monate*. Die ersten Veränderungen – wie unregelmäßigere Blutungen, ein etwas kürzerer Zyklus, Schlafstörungen oder Stimmungsschwankungen – treten oft schon mit Anfang bis Mitte 40 auf. Du bist dann in der *Perimenopause*. Ein Wort, das die meisten Frauen erst mal googeln müssen. Manchmal werden auch die Begriffe *Prämenopause* und *Perimenopause* durcheinandergeworfen, aber diese Begrifflichkeiten sind hier nebensächlich.

Die wichtigste Botschaft ist: Die letzte Blutung (das ist die Menopause) kommt nicht einfach so, sondern ist das Ende eines Prozesses, der mit deiner Geburt begann: Damals kamst du mit ungefähr 1,4 Millionen Eizellen auf die Welt. Zu Beginn der Pubertät waren davon nur noch etwa 400.000 Eizellen übrig. Das klingt immer noch nach einer riesengroßen Menge, aber deine Eizellen nehmen in den folgenden 30 bis 40 Jahren in der Anzahl und Qualität rasch ab.

Falls du mal in einer Kinderwunschbehandlung warst, musstest du dir bestimmt anhören, dass mit Anfang bis Mitte 30 der Zustand deiner Eizellen nicht mehr der beste ist. Das merkst du aber erst in der Perimenopause – dann reift nicht mehr so pünktlich und regelmäßig wie zuvor eine Eizelle heran.

Monat für Monat ein komplexes Spiel

Um die neuen Vorgänge in den Wechseljahren zu verstehen, musst du wissen, was in all den Jahren zuvor in deinem Körper passiert ist: Seit deiner Menarche (das war die erste Menstruation) sind zu Beginn des Zyklus in den Eierstöcken mehrere Follikel (Eibläschen) herangereift. Sie produzierten von Tag zu Tag mehr Östrogen. Der steigende Östrogenspiegel sorgte auch dafür, dass parallel die Schleimhaut in deiner Gebärmutter aufgebaut wurde. Etwa in der Mitte des Zyklus kam es zum Eisprung: Da gab das die Eizelle umgebende Eibläschen die Eizelle mit den besten Voraussetzungen für eine erfolgreiche Befruchtung frei. Der Job des Eibläschens war damit aber nicht erledigt, es verwandelte sich in den sogenannten Gelbkörper. Dieser produzierte neben ein wenig Östrogen vor allem das Hormon Progesteron für die zweite Zyklushälfte. Das wurde benötigt, um die Gebärmutterschleimhaut so umzubauen, dass sich ein befruchtetes Ei erfolgreich einnisten konnte.

Wenn die Wechseljahre dazwischenfunken ...

Dieser Prozess wird in den Wechseljahren gestört, weil die Eizellen immer weniger werden. Damit sinkt die Produktion unserer Sexualhormone. Immer häufiger bleibt der Eisprung aus und ohne Eisprung kein Gelbkörper – und ohne Gelbkörper kein Progesteron.

Das führt dazu, dass du zu Beginn der Wechseljahre eine **Östrogendominanz** haben kannst, denn das Östrogen wird weiterhin in der ersten Zyklushälfte gebildet, das Progesteron im weiteren Verlauf aber nicht. Damit gerät das Gleichgewicht der beiden Hormone aus dem Lot. Das Östrogen wird immer mehr und kann sehr hohe Hormonspiegel erreichen. Dies kann sich in Symptomen wie Brustspannen, Stimmungsschwankungen oder Wassereinlagerungen äußern. Vielleicht kennst du diese Beschwerden von einer Schwangerschaft? Auch da hattest du große Mengen Östrogen im Blut. Wenn deine Menstruation sehr lange dauert, du sehr stark blutest oder sich ein PMS (Prämenstruelles Syndrom) verstärkt, kann auch das ein Hinweis auf eine Östrogendominanz sein.

Im weiteren Verlauf der Perimenopause sinkt dann nicht nur das Progesteron, sondern auch das Östrogen. Das Schwinden der Hormone solltest du dir jedoch nicht als sanften Sinkflug vorstellen.

Denn tatsächlich herrscht in deinem Körper Chaos und deine Hormone fahren Achterbahn. Es sieht eher so aus:

Hormonchaos Perimenopause[4]

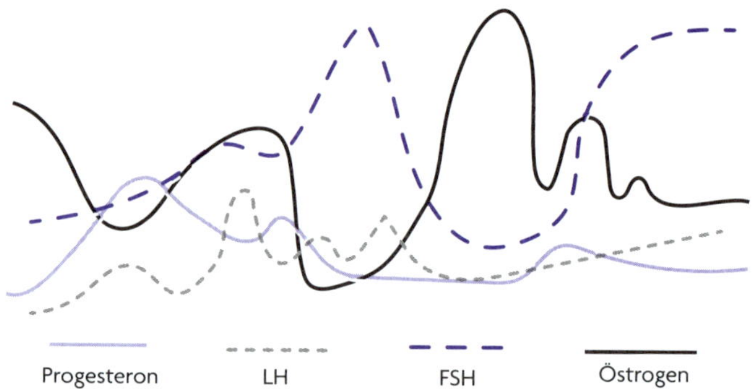

Die Hormone schwanken in der Perimenopause stark. Das betrifft Progesteron und Östrogen, aber auch das LH (Luteinisierendes Hormon) und FSH (Follikelstimulierendes Hormon)

Und so wie dir in der Achterbahn vielleicht schlecht wird, lösen nicht nur die sinkenden Hormonspiegel, sondern auch das Auf und Ab der Hormone Beschwerden aus. Dieses Chaos macht es zudem oft schwierig, die Symptome richtig zu behandeln. Und

4 Adaption Nanette Santoro, Harvard Women's Health Watch 1999, https://womenlivingbetter.org/hormonal-changes/

es bringt ein weiteres Problem mit sich: die eindeutige Bestimmung deiner Hormonwerte. Wie schön wäre es, wenn eine Blutentnahme dir genau zeigen würde, wo du gerade stehst. So funktioniert das aber leider in den Wechseljahren nicht. Eine Blutentnahme ist immer nur eine Momentaufnahme deiner aktuellen Hormonsituation, die sich im Verlauf des Tages oder der Woche verändern kann. Deshalb lehnen viele Ärzt:innen die Überprüfung der Hormonwerte ab, von der du dir vielleicht Klarheit über deine Situation versprichst. Sie orientieren sich lieber an den konkreten Beschwerden. Unabhängig davon gibt es zwar hormonelle Richtwerte, es ist aber individuell verschieden, bei welchen Werten du dich wohlfühlst. Außerdem spielt auch das Verhältnis der Hormone zueinander eine Rolle.

Manchmal kann eine Blutuntersuchung zusammen mit den beschriebenen Symptomen aber auch ein besseres Bild deiner gesundheitlichen Situation bieten. Da gibt es kein Richtig und kein Falsch. Voraussetzung ist, dass du eine Ärzt:in hast, die in der Diagnostik richtig gut ist (weil sie das ständig macht), und die deine Hormone wiederholt sowie ungefähr zur selben Uhrzeit kontrolliert.[5] Ein Hormonstatus ist vor allem bei unklaren Symptomen sinnvoll, oder wenn diese nicht ausreichend gelindert werden können.

Hormone messen, aber richtig

Wenn du deine Hormonwerte bestimmen lassen möchtest, ist es wichtig, dass du den richtigen Zeitpunkt erwischt. Wenn dein Zyklus noch einigermaßen regelmäßig ist, solltest du das Östrogen zwischen dem 2. und 5. Zyklustag messen lassen, das Progesteron dagegen zwischen dem 19. und 23. Tag. Nach der Menopause ist der Tag egal. Neben Östrogen und Progesteron sind der sogenannte FSH- und der LH-Wert besonders aussage-

5 Das sind beispielsweise gynäkologische Endokrinolog:innen.

kräftig. Beide Werte steigen in den Wechseljahren an und können daher ein Indikator für deine sinkende Fruchtbarkeit sein.

Es gibt noch ein drittes Hormon, das in den Wechseljahren langsam abnimmt: das Testosteron. Dieses Hormon gehört nicht den Männern, wir Frauen haben davon auch recht viel im Blut – wenn auch im Vergleich etwa zehnmal weniger. Testosteron und Östrogen sind lange Zeit in Balance, aber vielleicht ahnst du es schon: Auch dieses Gleichgewicht wird in der Perimenopause gestört. Das Testosteron sinkt zwar jetzt noch nicht, aber wenn vom Östrogen nach und nach weniger da ist, ist automatisch vergleichsweise mehr Testosteron vorhanden. Das kann dazu führen, dass nicht nur dieses Hormon, sondern auch du etwas dominanter wirst. Vielleicht fühlst du dich energiegeladener, selbstbewusster und hast mehr Lust auf Sex als sonst. Auch hier gilt: Das kann, muss aber nicht sein. Denn jede Frau erlebt die Wechseljahre anders. Einige bekommen vom Hormonchaos fast gar nichts mit und spüren den Einfluss der verschiedenen Hormone nicht. Andere können ziemlich genau sagen, welches gerade aus der Reihe tanzt.

Unten findest du eine Übersicht mit typischen Werten für die verschiedenen Phasen der Wechseljahre. Bitte beachte: Das sind Durchschnittswerte, es gibt Frauen, die generell hohe Östrogenspiegel etc. haben, und andere, bei denen sie niedriger sind. Für die Messung musst du wissen, dass es verschiedene Östrogene gibt. Das Östradiol gilt dabei als das wichtigste weibliche Geschlechtshormon.

Zu Beginn der Wechseljahre

- Östradiol kann stark schwanken: Werte zwischen 30 und 500 bis 600 ng/l sind möglich
- Progesteron: Frühphase bis zu 5 µg/l, Spätphase bis zu 12 µg/l
- FSH zwischen 10 bis 12 IE/l.

Um die Menopause

- Östradiol: erste Zyklushälfte unter 25 ng/l; zweite Zyklushälfte unter 80 ng/l
- Progesteron unter 5 µg/l
- FSH über 12 IE/l

Durchschnittswerte Postmenopause

- Östradiol unter 20 ng/l
- Progesteron unter 0,3 µg/l
- FSH zwischen 23 bis 116 IE/l

Tipp:

Notiere deine Beschwerden und berichte deiner Ärzt:in davon. Lass dir nicht sagen, dass du noch nicht in den Wechseljahren bist, weil du deine Menstruation noch hast oder mit Anfang 40 zu jung für die Wechseljahre bist. Frage deine Ärzt:in gezielt nach Symptomen der Perimenopause und wie du deine Beschwerden behandeln kannst.

CHECKLISTE

Bist du unsicher, ob du schon in den Wechseljahren bist? Die Deutsche Menopause Gesellschaft e. V. (DMG) hat eine Checkliste mit Fragen zu den wichtigsten Symptomen der beginnenden Wechseljahre entwickelt.

Die ersten Fragen betreffen deinen Zyklus:

- Hat sich deine Zykluslänge in den letzten Monaten verändert?
- Waren deine monatlichen Blutungen unterschiedlich lang oder stark?
- Kennst du bereits längere Zeiträume ganz ohne Blutung?

Antworten auf die folgenden Fragen können weitere Hinweise geben:

- War deine Stimmung in den letzten sechs bis zwölf Monaten – im Vergleich zu vorher – beeinträchtigt?
- Hattest du in der letzten Zeit und im Gegensatz zu früher Schlafprobleme?
- Kannst du dich schlechter konzentrieren?
- Fühlst du dich weniger leistungsfähig?
- Hast du manchmal Hitzewallungen?

Je mehr Symptome auf dich zutreffen, desto wahrscheinlicher ist, dass du bereits in der Perimenopause bist.

1.3 Der Tag, den jede Frau verpasst

»IST MEINE LEBENSSITUATION SCHWIERIG ODER SIND DAS DIE SYMPTOME DER WECHSELJAHRE?« (Christine)

Die Menopause bezeichnet die allerletzte Blutung und damit das Ende der Fruchtbarkeit. Wenn du über 50 Jahre alt bist, ist das der Tag, an dem 12 Monate zuvor deine letzte Blutung stattgefunden hat. Du weißt also erst ein Jahr später davon. Wenn du unter 50 bist, musst du sogar zwei Jahre warten, bevor du offiziell »in der Menopause« bist. Denn es kann sein, dass sich bei dir doch noch die ein oder andere Eizelle regt. Egal, ob über oder unter 50: Wenn du nach mehreren Monaten der Ruhe eine leichte, kurze Schmierblutung hast, ist das dein neues Startdatum für deinen Menopause-Timer – oder anders gesagt: Jede Blutung zählt!

Mit der Menopause endet die Zeit der Verhütung. Es sind keine Eizellen mehr da. Du kannst nicht mehr schwanger werden. Die Sichtweisen sind hier zweigeteilt: Die einen feiern die neue Freiheit, die anderen bedauern den Verlust ihrer Fruchtbarkeit, weil beispielsweise ein Kinderwunsch endgültig unerfüllt bleibt. Mit der Zeit sehen jedoch viele Frauen vor allem Vorteile: Sie erleben ihre Sexualität entspannter, Menstruationsschmerzen haben ein Ende und sie müssen nicht länger Geld für Periodenprodukte ausgeben.

Frauen erleben ihre letzte Menstruationsblutung durchschnittlich mit 51 Jahren. Es kann aber auch sein, dass die Menopause deutlich früher oder deutlich später eintritt.

Vielleicht hast du dich auch schon mal über den Begriff »Menopause« gewundert bzw. dich gefragt, ob das Ganze doch nur vorübergehend ist. Das Wort geht auf die griechischen Begriffe »Menos« (für Monat) und »Pausis« (für Ende) zurück: Das bedeutet also nicht, dass wir nur kurz auf die Pausetaste drücken, sondern es ist tatsächlich Ende, aus, vorbei. Ich finde die Herleitung irritierend. Auch wenn die alten Griech:innen nichts dafür können, so ist es doch ein Begriff, der im deutschen Sprachgebrauch nicht klar ausdrückt, was tatsächlich gemeint ist. Stattdessen lässt es viele unnötig mit einem Fragezeichen zurück.

Wissenschaftler:innen arbeiten übrigens daran, die Menopause zu verzögern oder ganz aufzuhalten. Das soll irgendwann vielleicht durch die Entnahme und Transplantation von Eierstockgewebe oder durch ein Medikament, das die Funktion der Eierstöcke verlängert, möglich sein. Andere Forscher:innen arbeiten an einer Anti-Menopause-Impfung, mit der dein Eizellen-Vorrat länger erhalten bleiben soll. Für die einen ist dies ein Horrorszenario, andere sehen darin gesundheitliche Vorteile, weil durch die längere Produktion der Sexualhormone das Risiko für Alterserkrankungen reduziert werden könnte.

Tipp: Auch wenn mit der Menopause die fruchtbare Phase in deinem Leben zu Ende geht, ist sie gleichzeitig ein neuer Anfang. Es beginnt eine Zeit, in der du dich neu entdecken kannst. Viele Frauen berichten, dass sie sich jetzt viel wohler fühlen als in den Jahren zuvor. Sei neugierig auf das, was kommt. Verschweige deine Menopause nicht, sondern feiere sie mit deinem Partner oder deinen Freund:innen!

1.4 Nach der Regel kommt noch was …

»MEINE GRÖSSTE HERAUSFORDERUNG IST UNWISSENHEIT.« (Birgit)

Die gute Nachricht ist, dass mit der Menopause etwas Neues beginnt. Die schlechte, dass in der Postmenopause – das ist die Zeit nach der letzten Blutung – die Beschwerden nicht vorbei sind. Die Hormonwerte schwanken zwar nicht länger und es kehrt wieder etwas mehr Ruhe ein. Dafür muss jetzt unser Körper mit den dauerhaft niedrigen Hormonspiegeln zurechtzukommen.

Stimmungsschwankungen bessern sich nun häufig, Hitzewallungen können weiterhin oder erstmalig auftreten (tatsächlich gibt es vereinzelt Frauen, die sogar noch mit 70 Jahren Hitzewallungen erleben). Vor allem machen aber in der Postmenopause Vulva und Vagina Beschwerden. Das liegt daran, dass sich unsere Haut im Intimbereich verändert. Sie wird trockener und dünner, auch Juckreiz ist häufig. Weil die Feuchtigkeit fehlt, kann außerdem der Sex schmerzhaft werden. Und weil die hormonellen Veränderungen den pH-Wert in der Vagina steigen lassen, haben Bakterien ein leichtes Spiel, was sich in häufigeren Blasen- und Harnwegsinfekten zeigen kann. Oftmals kommen auch Symptome einer Beckenbodenschwäche mit Urinverlust und Senkungsbeschwerden hinzu (mehr dazu in Kapitel 4). Weil nun auch dein Testosteron sinkt, kann auch dein sexuelles Interesse weniger werden und du kannst dich insgesamt antriebsloser fühlen.

Auf neue Herausforderungen vorbereitet sein

Gut an der Postmenopause ist, dass nach der Achterbahnfahrt der Hormone typische Zyklusbeschwerden wie PMS/PMDS[6], aber auch Erkrankungen wie Endometriose[7] und das Wachstum von Myomen in der Gebärmutter meist beendet sind. Ansonsten warten in der Postmenopause aber leider neue Herausforderungen für deine Gesundheit. Denn neben den Beschwerden steigen jetzt die Risiken für typische Alterserkrankungen wie Herz-Kreislauf-Erkrankungen, Osteoporose, Diabetes oder Demenz. Ursache dafür ist vor allem der niedrige Östrogenspiegel. Deine Eierstöcke haben mit der Menopause die Produktion von Östrogen komplett eingestellt, lediglich in der Nebennierenrinde und im Fettgewebe wird noch in kleinen Mengen Östrogen produziert.

6 Die Prämenstruelle Dysphorische Störung (PMDS) geht zusätzlich zum PMS mit psychischen Beschwerden einher.

7 Bei einer Endometriose siedelt sich Gewebe, das der Gebärmutterschleimhaut ähnelt, außerhalb der Gebärmutterhöhle an. Viele Erkrankte leiden unter chronischen Schmerzen.

Viele Frauen wissen nichts über den wichtigen Einfluss unserer Sexualhormone auf unsere Gesundheit im Alter. Sie beziehen das Ende der Menstruation nur auf die Auswirkungen auf ihre Fortpflanzung. Woher sollen sie auch die Folgen des Verlusts von Östrogen und anderen Hormonen kennen, wenn über die Wechseljahre so lange geschwiegen wurde und die Beschwerden nicht ernst genommen werden? Leider zeigt sich das auch im Bereich der Forschung: Frauen bekommen runde Rücken, ihre Knochen brechen schneller als die von Männern, ein Herzinfarkt wird bei Frauen nicht sofort erkannt, sie werden häufiger dement. Aber warum das so ist, scheint kaum jemanden zu interessieren. Mit dem Körper der älter werdenden Frau verhält es sich wie mit einer unbekannten Spezies, die noch darauf wartet, entdeckt zu werden.

Tipp: Wenn andere deine Gesundheit in den Wechseljahren nicht wichtig finden, mach du sie zu deiner Priorität! Dein Körper erlebt – nach der Pubertät (und vielleicht einer oder mehreren Schwangerschaften) – nun erneut einen großen Wandel. Ihm stehen dabei aber nicht mehr die gleichen Ressourcen wie in den Jahren zuvor zur Verfügung. Du musst ihn stärken, schützen, hegen und pflegen – damit er dich in die beste Zeit deines Lebens trägt. So wie du vielleicht in einer Schwangerschaft deinen Körper mit Nährstoffen und Entspannung unterstützt hast, solltest du dich auch jetzt informieren, was dein Körper braucht, und deine Gesundheit in den Mittelpunkt stellen.

1.5 Wechseljahre sind mehr als Hitzewallungen

»DAUERBLUTUNGEN, HERZRASEN, SCHLAFMANGEL. ICH KENNE DAS VOLLE PROGRAMM.« (Nadine)

Was ist das Erste, das dir beim Wort Wechseljahre einfällt? Meistens lautet die Antwort: »Hitzewallungen«. Die plötzlichen Schweißausbrüche, tagsüber oder nachts, führen die Rangliste der mehr als 34 Symptome an. Auch über Schlafstörungen, Gelenk- und Muskelbeschwerden, Gewichtszunahme, Kopfschmerzen, Haarausfall, Blutungsstörungen, Herzstolpern, Blasenschwäche oder trockene Haut klagen viele Frauen. Zahnfleischprobleme, Tinnitus, kribbelnde Extremitäten oder Schwindelanfälle sind zwar seltener, aber ebenfalls oft auf die hormonellen Veränderungen zurückzuführen. Die Beschwerden können im ganzen Körper auftreten, weil wir überall sogenannte Hormonrezeptoren haben.

Was Hormone machen

Hormone spielen eine sehr wichtige Rolle in deinem Körper: Ihre Aufgabe ist es, eine Botschaft von A nach B zu schicken und dafür zu sorgen, dass verschiedene Organe miteinander kommunizieren können. Sie spielen also quasi Stille Post in deinem Körper. Sie können ihre Botschaften allerdings nur übermitteln, wenn sie an einem der Rezeptoren andocken, die es an vielen verschiedenen Zellen in deinem Körper gibt. Dabei passt ein bestimmtes Hormon an eine spezielle Stelle. Nach einem Schlüssel-Schloss-Prinzip wird nach dem Andocken ein Signal ans Zellinnere weiterleitet und eine bestimmte Aktivität ausgelöst oder kontrolliert. Wenn nun in den Wechseljahren die Konzentration von Östrogen, Progesteron und Testosteron abnimmt, kann die Kommunikation im Körper nicht mehr so gut gesteuert werden, was verschiedene Beschwerden auslöst.

Aber nicht nur die Konzentration der Hormone, auch ihre Balance zueinander spielt eine Rolle. Das Verhältnis zwischen Östrogen und Progesteron gerät in den Wechseljahren aus dem Gleichgewicht. Ein Beispiel dafür ist die »Östrogendominanz«, wenn zu viel Östrogen und zu wenig Progesteron im Blut sind. Vermutlich ist es vor allem dieses Ungleichgewicht, das in der Perimenopause zu den typischen Symptomen führt.

Die Steuerung erfolgt im Gehirn

Den Hut für die Produktion von Östrogen und Progesteron sowie für das monatliche Heranreifen der Eizellen haben der Hypothalamus und die Hirnanhangsdrüse (Hypophyse) auf. Beide sitzen im Zwischenhirn, sie stehen über Botenstoffe im ständigen Austausch mit den Eierstöcken und steuern unsere Fruchtbarkeit. In den Wechseljahren wird der Regelkreis der hormonellen Ausschüttung gestört. Was jahrzehntelang meist problemlos funktioniert hat, fängt an zu ruckeln, weil deine Eizellen langsam zur Neige gehen und vielleicht nicht mehr jeden Monat ein Ei heranreift. Dein Zwischenhirn ist darüber irritiert und sendet falsche Signale. Es schüttet unter anderem übermäßig viel FSH (das ist das Follikelstimulierende Hormon) aus, um deinen Eierstock anzufeuern, die Produktion von Östrogen fortzusetzen. Das funktioniert allerdings nur bedingt in geordneten Verhältnissen. Stattdessen schwanken die Hormonspiegel stark und es kann zu großen FSH-Spitzen kommen. Dein Eierstock spielt verrückt, und es ist vorbei mit dem geordneten Heranreifen der Eizellen. Es kann sein, dass gar kein Eisprung mehr oder mehrere hintereinander stattfinden, weil falsche Botschaften hin- und hergeschickt werden.

Die körperlichen Symptome

Dieses Durcheinander sorgt für die vielfältigen Beschwerden in deinem Körper. Erste Anzeichen, die sich unmittelbar zeigen, können ein kürzerer Zyklus, Zwischen- und Schmierblutungen oder auch stärkere und längere Blutungen sein – diese hängen mit dem Anstacheln des Eierstocks zusammen. »Stärkere Blutungen« trifft es aber nicht ganz: Die Blutungen können sturzartig auftreten und Frauen sogar daran hindern, Haus oder Wohnung zu verlassen. Selbst XL-Tampons reichen oft nicht aus, um die Situation unter Kontrolle zu halten.

Zurück zu den Hitzewallungen: Diese können zahlreiche Male im Lauf eines Tages auftreten. Viele Frauen verwenden bei der Beschreibung von Hitzewallungen das Wort »überrollen«: Innerhalb von Sekunden ist ihr Körper komplett mit einem Schweißfilm überzogen. Nach ein paar Minuten klingen die Symptome wieder ab. Bei anderen steigt die Hitze vom Brustkorb in den Kopf und der Schweiß tritt aus allen Poren aus, vor allem aber im Gesicht. Hitzewallungen treten gern auch in den unmöglichsten Situationen auf, sei es im Unterricht vor der Klasse oder beim Sektempfang im schicksten Restaurant der Stadt. In jedem Fall bedeuten sie neben der körperlichen Belastung meist auch eine psychische Herausforderung für die betroffenen Frauen.

Viele Frauen stören die Hitzewallungen auch nachts. Einige wachen kurz vorher auf, andere werden durch die Schweißausbrüche geweckt und müssen dann ihren Schlafanzug oder auch das Bettzeug wechseln. Mit der Nachtruhe ist es dann erst mal vorbei.

Die tatsächliche Ursache für die Hitzewallungen ist noch nicht ganz geklärt. Man vermutet, dass die Temperatur im Gehirn nicht richtig »gemessen« wird und falsche Signale gesendet werden. Seit Kurzem gibt es auch ein verschreibungspflichtiges Medikament, das genau bei der Temperaturregulation ansetzt und die gestörte Kommunikation aufheben soll. Dazu mehr in Kapitel 2.

Viele körperliche Symptome bringen Frauen gar nicht mit den Wechseljahren in Verbindung – und auch Ärzt:innen nicht. Das kann zu einer Odyssee von Arztbesuchen führen. Oft dauert es lange, bis die hormonellen Veränderungen als Ursache für die Beschwerden identifiziert werden.

Hier findest du eine Übersicht mit möglichen körperlichen Beschwerden. Das heißt nicht, dass diese alle auftreten müssen – erst recht nicht zur gleichen Zeit. Aber die Liste kann dir eine Orientierung bieten, was alles mit den hormonellen Veränderungen zusammenhängen kann.

- Hitzewallungen, nächtliche Schweißausbrüche
- Schlafstörungen
- Müdigkeit
- Gewichtszunahme
- Unregelmäßige Blutungen, stärkere oder schwächere Blutungen
- Verschlimmerung PMS/PMDS und Endometriose
- Gelenkschmerzen (darunter auch die »Frozen Shoulder«, eine schmerzhafte Bewegungseinschränkung des Schultergelenks)
- Muskelschmerzen
- Herzrhythmusstörungen, Herzrasen, Herzstolpern
- Kopfschmerzen, stärkere Migräne
- Haarausfall, verstärkte Gesichtsbehaarung
- Brüchige Nägel
- Brustspannen, empfindliche Brüste
- Trockenheit, Juckreiz von Haut und Schleimhäuten
- Vulvovaginale Atrophie (trockene und dünner werdende Haut im Intimbereich)

- Harnwegsinfekte, Blasenentzündungen
- Beckenbodenschwäche, Harndrang, Inkontinenz
- Verdauungsprobleme
- Veränderter Körpergeruch
- Schwindelanfälle
- Kribbeln in den Extremitäten
- Trockene Augen
- Brennender Mund und Zahnfleischprobleme
- Neue oder stärkere Allergien
- Tinnitus

Es gibt verschiedene Wege und Möglichkeiten, deinen Körper so zu unterstützen, dass er mit diesen Symptomen besser umgehen oder sich an die hormonellen Veränderungen anpassen kann. Dazu erfährst du im zweiten Kapitel mehr.

Tipp:

Wenn du von verschiedenen Symptomen betroffen bist, schreibe auf, welche Beschwerden dich am meisten belasten und bespreche mit deiner Ärzt:in, wie du diese am besten in den Griff bekommen kannst. Nimm dir nicht alle auf einmal vor, sondern konzentriere dich auf die, die deinen Alltag besonders erschweren.

1.6 Wechselhafte Stimmungen

»DIESE EXPLODIERENDE WUT,
VON NULL AUF HUNDERT!« (Doris)

Nicht nur dein Körper, auch deine Psyche ist von den Wechseljahren betroffen. In der Perimenopause sind unerklärliche Stimmungsschwankungen häufig eins der ersten Symptome. Du bist empfindlicher als sonst, fährst aus der Haut oder bist plötzlich traurig. Daraus können depressive Verstimmungen entstehen, aber auch Ängste und Panikattacken kommen vor. Viele Frauen erleben den sogenannten Brain Fog (deutsch: Gehirnnebel): Dein Gehirn fühlt sich wie Watte an, und du kannst dich nicht mehr erinnern, was du einkaufen oder mit deiner Kolleg:in besprechen wolltest. Vielleicht hast du auch dein Handy im Kühlschrank vergessen.

Frauen denken zunächst nicht daran, dass wechselnde Stimmungen, Reizbarkeit, Antriebslosigkeit, Konzentrationsschwierigkeiten und Erschöpfung mit den Wechseljahren zusammenhängen können und suchen nach einer anderen Erklärung. Bei Brain Fog befürchten viele eine Alzheimer-Erkrankung und machen sich große Sorgen – fast immer unbegründet, zum Glück!

Die Ursache für diese emotionalen und geistigen Symptome ist nicht eindeutig geklärt. Häufig wird der Mangel an Progesteron als Ursache genannt, vermutlich sind es aber eher die hormonellen Schwankungen insgesamt, die dich in der Perimenopause aus der Ruhe bringen.

Frauen, die bereits aus der fruchtbaren Phase depressive Verstimmungen kennen, sind in den Wechseljahren davon häufig erneut betroffen. Auch bei Frauen mit Essstörungen wurde dies beobachtet.

Die gute Nachricht ist, dass diese seelischen Belastungen sich nach der Menopause oft bessern. Die hormonellen Wogen haben sich dann geglättet, und das tut auch der Psyche gut!

Hier eine Übersicht mit typischen psychischen Beschwerden:

- Konzentrationsschwierigkeiten
- Wortfindungsstörungen
- Brain Fog, Vergesslichkeit
- Stimmungsschwankungen
- Niedergeschlagenheit, depressive Verstimmungen
- Reizbarkeit, Wut
- Ängste
- Panikattacken
- Vermindertes Selbstwertgefühl
- Libido-Verlust

Tipp:

Oft hilft schon das Wissen, dass das Hormonchaos dazu führen kann, verwirrt, wütend oder traurig zu sein. Rede mit anderen über deine Gefühle und Stimmungen. Wenn auch dein Partner oder deine Kolleg:in wissen, dass emotionale Achterbahnfahrten nicht nur in der Pubertät, sondern auch in den Wechseljahren normal sind, können sie besser damit umgehen.

1.7 Von der »Birne« zum »Apfel«

»ICH NEHME TROTZ VIEL SPORT (KRAFT, AUSDAUER UND HIIT) UND GUTER ERNÄHRUNG IMMER WEITER AN GEWICHT ZU.« (Anja)

Quizfrage: Was stört Frauen am meisten an den Wechseljahren? Ganz oben auf der Liste stehen die Polster am Bauch, die allen Abnehmbemühungen zum Trotz weiter wachsen. Dazu musst du wissen, dass so gut wie alle Frauen in den Wechseljahren zunehmen. Das ist also ein normaler Vorgang. Durchschnittlich sind das etwa 700 Gramm pro Jahr. Die Ursache dafür ist leicht erklärt: Weil deine Muskelmasse weniger wird und deine Stoffwechselvorgänge langsamer, sinkt dein sogenannter Grundumsatz. Das ist der Kalorienbedarf, den dein Körper braucht, um seine grundlegenden Funktionen aufrechtzuerhalten. Außerdem fehlt der Energieverbrauch durch den Menstruationszyklus, auch dafür hast du früher Kalorien aufgewendet. Du benötigst in der Lebensmitte also weniger Energie. Berechnungen zufolge sind das etwa 400 Kalorien pro Tag – was tatsächlich richtig viel ist und es daher umso schwieriger macht, auf diese zu verzichten. Aber das sollte auch nicht dein oberstes Ziel sein: Denn wenn du weniger isst, nimmst du automatisch weniger Nährstoffe auf – und von denen brauchst du jetzt sogar mehr als in den Jahren zuvor, sonst schwächst du deinen Stoffwechsel. Eine Diät ist daher nicht die richtige Lösung. Vielmehr solltest du stärker darauf achten, was du isst, und deinen Grundumsatz ankurbeln, und das geht am besten über den Aufbau von Muskelmasse.

Erhöhe deinen Grundumsatz mit Krafttraining

Der Abbau deiner Muskeln beginnt schon lange vor den Wechseljahren. Bereits in deinen Dreißigern baust du jedes Jahr etwa ein Prozent deiner Muskeln ab. Sie schwinden dabei nicht einfach, sondern werden tückischerweise in Fett umgewandelt. Das geht nach der Menopause rasant weiter: Zwischen dem 50. und 70. Lebensjahr verlieren wir bis zu 30 Prozent unserer Muskelmasse. Ein Grund dafür ist wieder der Östrogenmangel, denn das Hormon regt auch den Muskelaufbau an. Eine weitere Ursache ist, dass wir uns immer weniger bewegen, je älter wir werden. Hier steckt zugleich der größte Hebel, um den Grundumsatz wieder anzukurbeln: durch Bewegung. Aber das reicht nicht, es muss Kraft- bzw. Widerstandstraining sein, denn nur mit Krafttraining kannst du Muskeln aufbauen. Ausdauertraining, Joggen oder Pilates helfen da nicht, die sind wichtig für dein Herz-Kreislauf-System, aber deine Muskeln wachsen damit nicht. Wenn du dir etwas Gutes tun willst, wenn du abnehmen willst, wenn du dich vor Osteoporose schützen willst, wenn du deinen Blutzucker stabil halten willst, brauchst du unbedingt Muskeln. Natürlich nicht solche wie Arnold Schwarzenegger, keine Sorge, dafür hast du ohnehin zu wenig Testosteron (mehr dazu in Kapitel 2).

Dein neuer Feind: das viszerale Bauchfett

Der zweite große Hebel, der Hand in Hand mit dem Muskelaufbau geht, ist die Anpassung deiner Ernährung (darum geht es ausführlich in Kapitel 3). Wenn du weiter isst wie bisher, werden die Polster, die sich von Hüfte und Po in Richtung Bauch verschieben, nicht verschwinden. Umgangssprachlich wird diese Umverteilung uncharmant als Veränderung »von der Birne zum Apfel« umschrieben. Aber dieser Apfel hat es in sich, darin sitzt das sogenannte viszerale Bauchfett, dessen Gefahr für unsere Gesundheit lange Zeit unterschätzt wurde. Es umgibt die Bauchorgane und nimmt bei Frauen in den Wechseljahren jährlich um etwa acht Prozent zu. Übergewicht verstärkt nachweislich Symptome wie Hitzewallungen, Schlafstörungen und weitere Beschwerden. Das Bauchfett sendet zusätzlich kontinuierlich Botenstoffe aus, die nicht nur den Appetit anregen, sondern auch entzündliche Prozesse auslösen können. Diese schwächen dein Immunsystem und erhöhen dein Risiko für Herz-Kreislauf- und Krebserkrankungen. Das Bauchfett ist auch einer der Auslöser von Diabetes Typ 2. Dieser Altersdiabetes gilt mittlerweile als neue Volkskrankheit, deren Häufigkeit bis zum Jahr 2040 um bis zu 77 Prozent ansteigen soll. Studien konnten zeigen, dass etwa 70 Prozent der Frauen nach der Menopause in der Bauchregion übergewichtig waren und dass Bauchfett und Herz-Kreislauf-Erkrankungen eng miteinander verwoben sind. Wenn dir deine Kilos vielleicht optisch nicht gut gefallen, ist das ärgerlich. Viel wichtiger aber ist, dass du weißt, dass dieses Bauchfett ein Krankheitsbeschleuniger ist.

Lange galt ein BMI (Body Mass Index) unter 25 als Empfehlung, davon hat man sich aber mittlerweile verabschiedet. Denn es ist viel wichtiger, wo wir Fett speichern und nicht, wie viel. So sind deine Polster an Beinen, Hüften oder Po gesundheitlich unbedenklicher als die Polster am Bauch. Außerdem können Menschen mit einem hohen Muskelanteil einen erhöhten BMI haben, ohne dabei übergewichtig zu sein. Und mehr Muskeln sind ja das, was wir in den Wechseljahren wollen. Deine Körperzusammensetzung kannst du mit einer sogenannten Bio-Impedanz-Messung überprüfen – dies bieten beispielsweise einige Apotheken, Ernährungswissenschaftler:innen oder Fitnessstudios an. Du kannst damit sehen, wie bei dir das Verhältnis zwischen Muskeln, Fett und Wasser ist.

Vielleicht hast du schon mal gehört, dass im Bauchfett Estron (das ist ein schwaches Östrogen) gebildet wird und dir damit quasi eine kleine Östrogenreserve nach der Menopause zur

Verfügung steht. Das stimmt zwar, aber die gesundheitlichen Nachteile des Bauchfetts wiegen die Vorteile dieser Mini-Produktionsstätte nicht auf.

Der ideale Teller für die Wechseljahre

Eine wichtige Veränderung in den Wechseljahren ist, dass mehr Proteine auf deinem Teller landen sollten – einmal, um deinen Muskelaufbau zu unterstützen, aber auch, weil dein Körper Eiweiße nicht mehr so effektiv nutzen kann wie in jüngeren Jahren. Zusätzlich darf dazu richtig viel Gemüse kommen, ein paar komplexe Kohlenhydrate und gesunde Fette. Und um Alkohol und Zucker mach besser einen großen Bogen. Das klingt auf den ersten Blick vielleicht nicht besonders verlockend, aber du wirst sehen, dass die Veränderung deiner Ernährung ein echter Gamechanger in deinem Leben werden kann – und gleichzeitig die Pfunde purzeln! Und du bekommst zahlreiche weitere Benefits gratis dazu, die dich gesund in die zweite Lebenshälfte tragen. Einer gesunden Ernährung wird auch nachgesagt, dass sie die Menopause etwas hinauszögern kann – und je länger deine Eierstöcke durch die Produktion von Östrogen Herz, Gefäße, Knochen und Gelenke schützen, desto besser ist das für deine Gesundheit.

Tipp:

Wirf sämtliche Diätpläne über Bord. Das hat vielleicht in deinen früheren Jahren funktioniert. Aber du bist nicht mehr 20 oder 30, dein Körper ist älter geworden und dein Stoffwechsel langsamer. Für den Aufbau von Muskelmasse brauchst du mehr Energie als früher. Lass dich beim Blick auf die Waage nicht verunsichern, denn Muskeln wiegen mehr als Fett!

1.8 Medizin ist männlich

»WENN MÄNNER IN DIE WECHSELJAHRE KÄMEN, HÄTTEN SIE DIESE SCHON LÄNGST ABGESCHAFFT!« (Ildikó von Kürthy)

Auch wenn mittlerweile 64 Prozent der Medizin-Studierenden weiblich sind, sitzen in den Chefsesseln der Kliniken nach wie vor Männer: Der Anteil der Frauen in Führungspositionen in der Universitätsmedizin stagniert bei etwa 13 Prozent. Um Frauengesundheit stärker zu berücksichtigen, ist es wichtig, dass sich auch diese Strukturen ändern und es mehr weibliche Führungskräfte in verantwortungsvollen und einflussreichen Positionen gibt. Dieser Kulturwandel lässt allerdings noch auf sich warten und eine frauenzentrierte Perspektive fehlt – das betrifft sogar die Gynäkologie.

Wir wissen so wenig über die Wechseljahre und wie Frauen gesund älter werden, weil Frauen in der Medizin strukturell und inhaltlich jahrzehntelang vernachlässigt wurden. Das betrifft generell die Forschung über Frauenkrankheiten wie Migräne, Endometriose, PMS, aber auch die zu Geburtshilfe, Verhütung oder Schwangerschaftsabbrüchen. Ebenso gilt der Herzinfarkt bei Frauen immer noch als atypisch – oft mit fatalen Konsequenzen. Aber auch bei der Entwicklung neuer Medikamente werden Frauen benachteiligt. Das beginnt bei Tierversuchen mit überwiegend männlichen Mäusen. Und setzt sich in den weiteren Studien, die vor der Zulassung eines Arzneimittels erforderlich sind, mit vorzugsweise männlichen Probanden fort. Frauen werden ausgeschlossen, weil sie – aufgrund ihres Zyklus' – angeblich komplizierter und unberechenbarer sind. Oder anders gesagt: Sie machen Studien teurer und weniger vergleichbar.

Der Mann wird bevorzugt, weil er – so könnte man sagen – einfacher gestrickt ist, zumindest trifft das auf seine Chromosomen zu. Wir Frauen haben zwei X-Chromosomen, Männer ein X und ein Y. Auf dieses (kleinere) Y-Chromosom passen weniger als 100 Gene, während auf dem X-Chromosom rund 1.000 Gene Platz finden. Das ist auch der Grund, warum wir Frauen ein stärkeres Immunsystem als Männer haben. Wir können bei einem drohenden Infekt mehr Immunzellen bilden. Der »Männerschnupfen« ist also tatsächlich auch genetisch bedingt. Männer leiden nicht nur mehr, sondern es geht ihnen vielleicht wirklich schlechter. Männer sind auch deutlich häufiger an einer COVID-19-Infektion gestorben, was ebenfalls auf das schwächere Immunsystem zurückzuführen ist. Zudem sind sie stärker von Erbkrankheiten betroffen. Frauen können diese über die Vielzahl der Gene auf den beiden X-Chromosomen besser ausgleichen.

Erkrankungen sind generell nicht gleichmäßig über die Geschlechter verteilt: Bei Frauen sind Autoimmunkrankheiten wie Schilddrüsenerkrankungen, Multiple Sklerose oder Rheumatoide Arthritis häufiger. Bei Männern dagegen Krebserkrankungen und der plötzliche Herztod.

Viele Medikamente wurden nicht an Frauen getestet

Zurück zu den Studien: Der Auslöser, Medikamentenstudien nur mit Männern durchzuführen, war der Contergan-Skandal in den 1960er-Jahren. Nachdem viele Frauen das Schlaf- und Beruhigungsmittel Contergan eingenommen und Kinder mit Fehlbildungen zur Welt gebracht hatten, wurden die Sicherheitsprüfungen für Medikamente verschärft und Frauen lange Zeit aus klinischen Studien ausgeschlossen. Das führte dazu, dass bis heute Medikamente erhältlich sind, die gar nicht an Frauen getestet wurden – weder in der Wirksamkeit noch in der Dosierung oder in Bezug auf mögliche Nebenwirkungen. Erst seit 2022 gibt es in der EU ein neues Gesetz, das eine repräsentative

Geschlechter- und Altersverteilung für klinische Studien vorsieht. Das gilt allerdings nur für Neuzulassungen und nicht für Medikamente, die bereits auf dem Markt sind.

Ein prominentes Beispiel für geschlechtsspezifische Unterschiede in der Wirkung von Medikamenten ist das Schlafmittel Zolpidem: Durch Polizeistatistiken war in den USA aufgefallen, dass Frauen morgens besonders häufig in Verkehrsunfälle verwickelt waren. Studien zeigten dann, dass die Wirkung des Arzneistoffs bei Frauen länger anhält als bei Männern – und zu einer Fahruntüchtigkeit führen kann. Die Arzneimittelbehörde in den USA halbierte daraufhin die empfohlene Dosis für Frauen. Bei uns findet sich dieser Hinweis allerdings bis heute nicht im Beipackzettel.

Auch andere geschlechtsspezifische Wirkungen sind zwar aus Studien bekannt, aber noch nicht in der Praxis angekommen. So weiß man, dass die Schmerzverarbeitung von Frauen und Männern unterschiedlich ist: Schmerzmittel wirken bei Frauen oft schneller, dafür leiden sie nach der Einnahme häufiger unter Nebenwirkungen. Frauen reagieren zudem stärker auf Impfungen, was sich unter anderem im Auftreten und in der Schwere der Impfreaktionen zeigen kann.

Auch Ärzt:innen tragen durch ihre subjektive Interpretation von Symptomen zum »Gender Health Gap« bei: Bei Frauen diagnostizieren sie doppelt so häufig eine Depression wie bei Männern (und verschreiben Antidepressiva). Bei Männern steht bei psychischen Problemen dagegen erst mal die Suche nach körperlichen Ursachen im Vordergrund. Psychische Erkrankungen werden weniger ernst genommen, was vielleicht dazu führt, dass Männer im Vergleich zu Frauen deutlich häufiger einen Suizid begehen.

Die Klitoris ist größer, als sie im Lehrmaterial gezeigt wird

Der männliche Blick auf den weiblichen Körper macht auch vor gynäkologischen Lehr- und Schulbüchern nicht halt. Während die männlichen Sexualorgane ausführlich beschrieben werden, fehlen diese Informationen für die weiblichen. Dabei war das früher anders: Bereits im 19. Jahrhundert gab es eine detailreiche Darstellung der Klitoris in der Fachliteratur, diese verschwand, als der vaginale Orgasmus beim Geschlechtsverkehr stärker propagiert wurde. Schließlich wurde die Klitoris nur noch als Hautfalte oder kleiner Knubbel dargestellt. Das Wissen über ein Organ mit Schwellkörpern und einer sehr hohen Nervendichte, das zudem viel größer ist als gedacht (es ragt rund neun Zentimeter in den Körper hinein), ging verloren – und prägte vermutlich auch deine Sexualaufklärung. Der australischen Urologin Helen O'Connell ist es zu verdanken, dass 1998 die tatsächlichen Maße der Klitoris wieder bekannt wurden – und mittlerweile (mehr) korrekte Darstellungen der Klitoris zu finden sind. Das ist nicht nur wichtig für unser Wissen über unseren Körper, sondern auch für Operationen im Genitalbereich, damit Nerven und Funktionsweise der Klitoris nicht beeinträchtigt werden.

Frauen leben länger, haben aber weniger gesunde Jahre

Ein weiterer Unterschied in der Gesundheit von Frauen und Männern ist die Lebenserwartung: Weltweit ist die von Frauen höher als die von Männern. Bei uns werden Frauen aktuell knapp 84 Jahre alt, Männer etwa 79 Jahre. Woher kommen diese fünf Jahre Unterschied? Sicherlich trägt dazu bei, dass wir insgesamt mehr auf unseren Körper achten und regelmäßiger Vorsorgeuntersuchungen wahrnehmen. Wir essen auch gesünder, rauchen seltener und trinken weniger Alkohol (wenn auch deutlich mehr als frühere Generationen). Männern wird zudem generell ein risikoreicheres Verhalten nachgesagt, was vor allem auf das Sexualhormon Testosteron zurückzuführen ist. Wissenschaftler:innen vermuten, dass es auch biologische Gründe für die höhere Lebenserwartung gibt. Vorteile für Frauen ergeben sich sowohl aus den beiden X-Chromosomen als auch durch den Einfluss des Östrogens auf unsere Gesundheit.

Sind Männer also biologisch benachteiligt? Ein wenig, ja. Allerdings hat die sogenannte »Kloster-Studie« gezeigt, dass Männer ihre eigene Lebenserwartung positiv beeinflussen können: Die Männer, die im Kloster lebten, wurden fast so alt wie die Nonnen. Vermutet wird, dass der geregelte Tagesablauf, der stressfreiere Alltag und das Gefühl, gebraucht zu werden, diese Männer länger gesund hielt.

In jedem Fall werden wir Frauen durchschnittlich älter als Männer – und unsere Lebenserwartung steigt weiter: Sie soll 2060 bereits 88,8 Jahre betragen. Deshalb ist es so wichtig, dass wir die Zeit nach der Menopause gesund und möglichst selbstbestimmt erleben können. Doch leider ist das noch nicht der Fall: Denn wir haben weniger gesunde Jahre. Verglichen mit Männern, befinden sich Frauen in ihrem Leben um ein Viertel länger in einem schlechten gesundheitlichen Zustand. Das zeigt eine Studie des Beratungsunternehmens McKinsey aus dem Jahr 2024. Würden die gesundheitlichen Ungleichheiten beseitigt werden, könnten Frauen 500 gesündere Tage gewinnen (was durch die gestiegene Leistungsfähigkeit auch positive Auswirkungen auf die Wirtschaft hätte). Solange das noch Zukunftsmusik ist, leiden Frauen häufiger unter psychischen, chronischen und Mehrfach-Erkrankungen. Sie verbringen mehr Zeit im Krankenhaus und sind deutlich häufiger pflegebedürftig (nachdem sie häufig vorher selbst Familienangehörige gepflegt haben). Vielen dieser Erkrankungen lässt sich vorbeugen, wenn wir die Risiken dafür kennen und unsere eigene Gesundheit stärker priorisieren. Die Wechseljahre sind dafür ein guter Startpunkt!

Potenziale und Risiken durch KI

Die Medizin wird sich weiterentwickeln und immer stärker auf personalisierte Behandlungen setzen, bei denen auch geschlechtsspezifische Unterschiede stärker berücksichtigt werden. Erste Professuren zur Gendermedizin gibt es bereits, und sie soll 2025 endlich auch im Medizinstudium verankert werden. Bis die Erkenntnisse deine Ärzt:innen erreichen, kann es aber noch einige Zeit dauern. Unterstützen wird die Digitalisierung und tut es bereits: So kann eine Künstliche Intelligenz (KI) geschlechtsspezifische Unterschiede in MRT und anderen bildgebenden Verfahren erkennen, und es gibt neue KI-basierte Früherkennungsmaßnahmen in der Brustkrebs-Diagnostik. Aber: Eine KI ist immer nur so gut wie die Daten, mit denen sie gefüttert wurde. Weil Frauen in der Geschichte der klinischen Forschung jahrzehntelang unterrepräsentiert waren, fehlen für KI-Anwendungen ihre Daten – was schlimmstenfalls die gesundheitliche Benachteiligung von Frauen verstärken könnte. Bei allen neuen Studien müssten Daten geschlechtergetrennt erfasst und außerdem müsste sichergestellt werden, dass Unterschiede zwischen Männern und Frauen detailliert berücksichtigt werden. Nur wenn das gewährleistet ist, wird eine KI einen Beitrag dazu leisten, die Gesundheit von Frauen zu verbessern.

Tipp: Wenn du Medikamente erhältst, frage deine Ärzt:in oder Apotheker:in, ob es spezifische Empfehlungen für Frauen gibt. Berichte ihnen auch von Nebenwirkungen, die vielleicht nicht im Beipackzettel stehen, sie sind verpflichtet, diese weiterzuleiten. Es gibt bereits Erkenntnisse über geschlechtsspezifische Wirkungen von Medikamenten, diese finden sich aber nicht in den Beipackzetteln. Indem wir Fragen stellen und unsere Erfahrungen mitteilen, helfen wir mit, dass künftig Dosierangaben für Männer und Frauen angegeben werden.

» Ich bin nicht mehr so angenehm. «

ILDIKÒ VON KÜRTHY,
SCHRIFTSTELLERIN

KAPITEL 2

»Du musst da nicht durch!« Wie du Symptome der Wechseljahre linderst

Die Beschwerden in den Wechseljahren sind unangenehm, lästig und können uns die letzte Kraft rauben – deshalb geht es jetzt darum, wie wir die Symptome in den Griff bekommen. Aushalten war gestern, heute wollen wir Lösungen. Denn die brauchen wir, damit wir uns auf uns und unsere Zukunft konzentrieren können und bereit sind für das Leben, das vor uns liegt.

Es wäre großartig, wenn es einen großen, bunten Strauß an Behandlungsmöglichkeiten geben würde, aus dem wir die individuell für uns passenden Maßnahmen wählen könnten. Das ist aber leider nicht der Fall, wir müssen uns mit einer kleinen Auswahl begnügen. Das liegt an den bereits erwähnten fehlenden Forschungen zur Frauengesundheit nach der fruchtbaren Phase.

Lange Zeit galt die »Hormonersatztherapie« (kurz HRT, das steht für »hormone replacement therapy[8]«) als die mit Abstand beste Behandlungsmöglichkeit, aber das änderte sich 2002 mit dem vorzeitigen Abbruch der WHI-Studie.[9] Dazu kam es, weil

8 Oder »HET« für »Hormonersatztherapie«.

9 WHI = Women's Health Initiative

man vermutete, dass die HRT mehr Risiken als Nutzen hat. Heute gibt es vor allem zwei große Lager: Einige Frauen wollen unbedingt Hormone, die anderen lehnen diese kategorisch ab und setzen auf pflanzliche oder andere Alternativen. Die Anpassungen in der Ernährung und im Lebensstil betreffen uns alle, weil darin große Chancen für die Linderung von Beschwerden und ein gesundes Älterwerden liegen.

2.1 Was Pflanzen leisten können

»ICH MÖCHTE KEINE HORMONE NEHMEN, ABER DIE PFLANZLICHEN MEDIKAMENTE WIRKEN BEI MIR NICHT!« (Beate)

Wenn Frauen wissen, dass sie in den Wechseljahren sind, möchten die meisten »erst mal was Pflanzliches«. Sie versprechen sich davon eine besonders schonende Therapie. Hormone kommen für sie aus verschiedenen Gründen – darunter Vorerkrankungen wie Brustkrebs, Angst, allgemeine Ablehnung oder nur leichte Symptome – nicht infrage.

Pflanzlich heißt aber nicht automatisch harmlos. Das glauben viele Menschen und neigen deshalb dazu, pflanzliche Medikamente recht sorglos einzunehmen. Das kann dazu führen, dass verschiedene pflanzliche Arzneimittel wild kombiniert und Dosierungsempfehlungen überschritten werden (»viel« hilft nicht »viel«!) sowie nicht zwischen Nahrungsergänzungsmitteln und zugelassenen Arzneimitteln unterschieden wird.

Du kannst pflanzliche Produkte in Apotheken, Drogerien oder auch online kaufen. Die aus der Apotheke kosten meist mehr, was auch daran liegt, dass für Medikamente, die in Apotheken verkauft werden, höhere gesetzliche Anforderungen gelten und die Produkte laufend hinsichtlich ihrer Qualität und Sicherheit überwacht werden. So wird garantiert, dass beispielsweise immer die gleiche Menge eines Wirkstoffs enthalten ist. Bei Nahrungsergänzungsmitteln, die du auch in der Drogerie oder im Supermarkt erhältst, kann dies variieren: Die Mengenangaben auf der Verpackung können bis zu 50 Prozent von der tatsächlichen Menge im Produkt abweichen.[10] Außerdem werden sie nicht auf ihre Wirksamkeit hin geprüft. Das heißt nicht, dass sie nicht auch gut und wirksam sein können, aber für sie gelten andere, weniger restriktive Herstellungs- und Kontrollbedingungen. Weil Nahrungsergänzungsmittel in die Kategorie Lebensmittel fallen, müssen keine Studien durchgeführt und sie nicht wie ein Arzneimittel zugelassen werden. Sie können ohne eine behördliche Prüfung von Sicherheit und Qualität in den Einzel- oder Onlinehandel gebracht werden. Dafür ist allein der Hersteller verantwortlich. Deshalb solltest du nicht bei jedem Angebot zuschlagen, sondern überlegen, wo du Nahrungsergänzungsmittel kaufst und welchem Hersteller du vertraust.

Für sogenannte traditionelle pflanzliche Arzneimittel ist aber auch keine Prüfung durch klinische Studien erforderlich. Lediglich das zulässige Anwendungsgebiet muss den Behörden gemeldet werden. Diese Sonderreglung gibt es, weil die Wirksamkeit dieser Arzneimittel aufgrund der oft jahrhundertelangen Erfahrung als erwiesen gilt – und es schlicht zu teuer und aufwendig wäre, diese Produkte zuzulassen. Sie würden sonst vermutlich ganz vom Markt verschwinden.

Die Anforderungen an die Prüfung von Qualität und Sicherheit pflanzlicher Medikamente entsprechen aber denen aller

10 https://www.bvl.bund.de/DE/Arbeitsbereiche/01_Lebensmittel/03_Verbraucher/04_NEM/01_NEM_Arzneimittel/NEM_Arzneimittel_node.html

anderen Arzneimittel. Deshalb solltest du eher auf diese Produkte aus der Apotheke zurückgreifen.

Tatsächlich waren bis vor etwa 200 Jahren pflanzliche Arzneimittel die wichtigste medikamentöse Therapie bei Krankheiten – und auch bei Beschwerden der Wechseljahre. Der Medizin standen überhaupt nur pflanzliche, tierische und mineralische Ausgangsstoffe zur Verfügung. Klöster mit ihren Heilkräutergärten spielten bei der medizinischen Versorgung und der Weitergabe des Wissens über die Wirkungen von Pflanzen eine bedeutende Rolle, gerade auch auf dem Gebiet der Frauenheilkunde.

Pflanzen können hormonähnliche Stoffe enthalten

Für die Wechseljahre ist es wichtig zu wissen, dass viele Pflanzen Inhaltsstoffe haben, die deine hormonelle Situation beeinflussen können. So wurde für einige eine östrogenartige, für andere eine progesteronartige Wirkung nachgewiesen. Diese Wirkung ist zwar nur schwach ausgeprägt, aber gerade bei leichten Beschwerden können solche Heilpflanzen eine gute Alternative sein.

Im ersten Kapitel hast du bereits gelesen, dass wir überall Hormonrezeptoren haben, an die beispielsweise das vom Eierstock produzierte Östrogen andockt. Aber auch ein pflanzliches Östrogen, ein sogenanntes Phytoöstrogen, kann diesen Rezeptor besetzen. Das kann erwünscht sein – oder auch nicht.

Eine alte Weisheit von Pharmazeut:innen lautet: »Wo eine Wirkung ist, gibt es auch Nebenwirkungen« – das gilt auch für diese Pflanzenhormone. Deshalb sollten hormonell wirksame Heilpflanzen sicherheitshalber nicht bei bestimmten Krebserkrankungen eingesetzt werden, die durch Hormone beeinflussbar sind (wie etwa ein hormonabhängiger Brustkrebs).

Viele Frauen kombinieren Pflanzenhormone mit denen aus einer Hormonersatztherapie (HRT). Gründe dafür sind, dass eine HRT vielleicht nicht ausreichend wirkt oder sie sich zusätzlich etwas Gutes tun wollen. Laut Expert:innen ist das allerdings nicht empfehlenswert, denn die Struktur von pflanzlichen und körpereigenen Hormonen ist unterschiedlich. Es ist für deinen Körper vermutlich einfacher, entweder mit körpereigenen Hormonen oder Pflanzenhormonen zurechtzukommen. Oder auf andere Pflanzen und Maßnahmen zurückzugreifen, die nicht in Konkurrenz zu Hormonen stehen. Denn es gibt natürlich auch Pflanzen, die keine hormonelle Wirkung haben, aber trotzdem bei Symptomen helfen können. Diese Pflanzen sind vor allem für Frauen interessant, die keine Hormone nehmen dürfen.

Pflanzen für die Wechseljahre

Welche pflanzlichen Produkte sind nun für die Wechseljahre empfehlenswert? Wo lohnt sich ein Versuch? Auf Platz eins steht die **Traubensilberkerze**. Sie ist das weltweit am häufigsten verkaufte pflanzliche Arzneimittel für die Wechseljahre, es gibt viele Studien über ihre Wirkung und sie ist die einzige Heilpflanze, über die es in der aktuellen Leitlinie für die Peri- und Postmenopause heißt, dass sie »angewendet werden kann«.[11]

Nach einer echten Empfehlung klingt das allerdings nicht. Das liegt vor allem daran, dass die Qualität der Studien bemängelt wird. Eigentlich wären für die Zulassung der Traubensilberkerze als traditionellem Arzneimittel gar keine Studien notwendig, aber die, die es gibt, konnten nicht so richtig überzeugen. Einige wissenschaftliche Arbeiten zeigen, dass die Traubensilberkerze Hitzewallungen und Schwitzen reduziert. Anderen zufolge ist sie nicht wirksamer als ein Scheinmedikament, also ein Präparat mit einer Placebo-Wirkung.[12]

11 Medizinische Leitlinien geben Ärzt:innen Empfehlungen für die Diagnose und Behandlung von Erkrankungen. Für die Wechseljahre ist die S3-Leitlinie für die Peri- und Postmenopause relevant. Eine überarbeitete Fassung wird 2025 erscheinen.

12 Ein Placebo-Präparat sieht genauso aus wie das Medikament mit Wirkstoff, enthält aber keinen.

Die Gesellschaft für Phytotherapie sieht das anders: Sie gibt eine eindeutige Empfehlung für den Trockenextrakt mit dem Auszugsmittel Isopropanol. Wenn du das Produkt probieren möchtest, solltest du auf diesen Zusatz achten. Bei leichten Symptomen ist die Traubensilberkerze durchaus einen Versuch wert. Es gibt auch Kombinationsprodukte mit Johanniskraut, die bei innerer Anspannung, depressiven Verstimmungen, Konzentrationsschwäche und Schlafproblemen zusätzlich unterstützen können.

Übrigens: Die Traubensilberkerze ist kein Phytoöstrogen, aber es ist trotzdem nicht ganz klar, ob sie nicht doch auf die Östrogenrezeptoren wirkt. Deshalb sollten an Brustkrebs erkrankte Frauen eine mögliche Einnahme mit ihrer Ärzt:in besprechen. Ansonsten sind Nebenwirkungen laut Gebrauchsinformationen kaum bekannt.

Vielleicht kennst du **Mönchspfeffer** aus der Zeit vor deinen Wechseljahren. Er ist eine recht beliebte Heilpflanze, um Zyklusbeschwerden vor der Menstruation zu behandeln. Darüber hinaus kann er zu Beginn der Wechseljahre hormonregulierend wirken, wenn deine Blutungen unregelmäßiger werden. Der Einfluss auf die hormonelle Situation verweist schon darauf, dass der Mönchspfeffer eine hormonell wirksame Pflanze ist. Er sollte deshalb nicht unterschätzt werden. Bei Brustkrebs sollte die Anwendung ärztlich abgeklärt werden.

Mönchspfeffer soll den Zyklus regulieren sowie den Eisprung stabilisieren und damit die Bildung von Progesteron unterstützen. Die Anwendung dieser Heilpflanze kann daher sinnvoll sein, wenn dir Progesteron fehlt. Die Studienlage zum Mönchspfeffer ist gemischt, die Expert:innen der Leitlinie konnte er nicht überzeugen. Das sollte dich aber nicht davon abhalten, ihm trotzdem eine Chance zu geben. Er ist eine uralte Heilpflanze, die sich seit Jahrhunderten in der Frauengesundheit bewährt hat. Wenn du beispielsweise zu Beginn der Wechseljahre häufiger von Brustspannen betroffen bist – ein möglicher Hinweis auf einen Östrogenüberschuss –, ist Mönchspfeffer ebenfalls einen Versuch wert. Du musst dem Medikament allerdings einige Wochen Zeit geben, um bewerten zu können, ob es bei dir wirkt. Und du solltest ein Arzneimittel aus der Apotheke mit einer geprüften Wirkmenge wählen – sonst kannst du dir den Versuch auch sparen.

Ein weiteres pflanzliches Arzneimittel, das schon seit 1993 zur Behandlung klimakterischer Beschwerden zugelassen ist, ist der **Rhapontik-Rhabarber**. Er hat nichts mit dem Rhabarber in deinem Garten oder vom Wochenmarkt zu tun, sondern wächst in deutlich kälteren Gefilden wie in Norwegen oder Sibirien. Sein Wirkmechanismus ist nicht genau geklärt, aber er soll ebenfalls bei Hitzewallungen und auch psychischen Beschwerden der Wechseljahre helfen, weil er Östrogenschwankungen ausgleicht. Die Inhaltsstoffe haben eine strukturelle Ähnlichkeit mit Östradiol[13] und können offenbar auch an die Hormonrezeptoren andocken. So ganz geklärt ist das aber noch nicht, deshalb kommt diese Heilpflanze nicht für Brustkrebspatientinnen infrage. Bei unklaren Blutungen sollte sie ebenfalls nicht angewendet werden.

Eine Heilpflanze, über die es gute Studien gibt, ist das **Johanniskraut**. Wenn du es kennst und es dir bisher nicht geholfen hat, kontrolliere die Menge des Hauptwirkstoffs Hypericin. In Studien haben sich 900 Milligramm als wirksam erwiesen. Die Menge in Produkten aus Drogerien, Supermärkten oder Online-Shops ist aber oft niedriger.[14]

Johanniskraut ist seit vielen Jahrhunderten als pflanzliches Antidepressivum bekannt, es wirkt beruhigend und kann Ent-

13 Östradiol ist das stärkste Östrogen und zählt zu den wichtigsten weiblichen Sexualhormonen.

14 Susan Zeun: Phytotherapie in der Frauenheilkunde

zündungen lindern. Wenn du in den Wechseljahren unter Stimmungsschwankungen leidest, ist es besonders zu empfehlen. Es ist zur Therapie von leichten bis mittelschweren Depressionen zugelassen und soll auch bei Hitzewallungen helfen, hat dafür aber keine Zulassung. Da es keine östrogene Wirkung hat, ist es eine gute pflanzliche Option für Frauen nach Brustkrebs.

Das Wechselwirkungspotenzial von Johanniskraut ist aber nicht zu unterschätzen: Es kann beispielsweise die Wirksamkeit der Pille und einer HRT beeinträchtigen und sollte bei Migräne – die sich in den Wechseljahren leider oft verschlimmert – nicht mit Triptanen, das sind Arzneimittel gegen Migräne, kombiniert werden. Eine weitere bekannte Nebenwirkung ist eine empfindlichere Reaktion auf Sonnenstrahlen. Geh bei regelmäßiger Einnahme also lieber in den Schatten. Etwas Geduld brauchst du auch, eine Wirkung tritt erst nach etwa zwei bis vier Wochen ein.

Dass **Rotklee** wie ein Östrogen wirkt, hat man an Kühen entdeckt. Tiere, die Futter mit Rotklee erhalten hatten, gaben mehr Milch. Fraßen sie allerdings zu viel Rotklee, wurden sie nicht mehr trächtig.[15] Rotklee enthält sogenannte Isoflavone. Das sind pflanzliche Inhaltsstoffe, die eine ähnliche Struktur wie Östrogene haben. Rotklee ist also ein Phytoöstrogen und kann deshalb beispielsweise bei leichten Hitzewallungen helfen. Neben Rotklee ist auch **Soja** für seine Isoflavone bekannt – und immer wieder wird auf einen möglichen Zusammenhang zwischen einem hohen Sojakonsum und geringeren Wechseljahresbeschwerden bei asiatischen Frauen verwiesen. Das gilt mittlerweile allerdings als Mythos. Der Grund dafür scheint eher zu sein, dass Asiatinnen sich generell gesünder und pflanzenbasierter ernähren. Es gibt aber auch einen kulturellen Aspekt: Da in Asien noch weniger über die Wechseljahre geredet wird als bei uns, kommen die Symptome kaum zur Sprache.

15 Susan Zeun: Phytotherapie in der Frauenheilkunde

Unter allen Phytoöstrogenen haben Isoflavone die stärkste östrogene Wirkung. Rotklee ist dabei Soja überlegen. Es gibt allerdings kein zugelassenes Medikament mit Rotklee, sondern nur Nahrungsergänzungs- oder diätetische Lebensmittel. Allerdings sind diese isoflavonhaltigen Zubereitungen nicht direkt mit denen aus Soja vergleichbar, und es ist daher schwierig, etwas über die konkrete Wirkung der erhältlichen Produkte zu sagen.

Das Verwirrende an Phytoöstrogenen wie Soja ist, dass sie sowohl eine östrogene als auch eine antiöstrogene Wirkung haben können. Wie sie das machen, ist wissenschaftlich noch nicht ganz erklärt, und damit auch nicht sicher, ob sie die Hormonbalance immer unterstützen oder auch manchmal stören. Das hängt offenbar zusätzlich von anderen Faktoren ab. Generell ist die Wirkstärke von Phytoöstrogenen sehr viel geringer als die von Östradiol. Über eine Ernährung oder Nahrungsergänzung mit Phytoöstrogenen kann daher lediglich eine schwache hormonelle Wirkung erreicht werden.

Im Bereich der Nahrungsergänzungsmittel gibt es auch viele Kombipräparate, in denen Phytoöstrogene wie Rotklee mit anderen Pflanzen gemischt werden. Du solltest dir die Zusammensetzung immer genau angucken, und wenn du von einer hormonabhängigen Krebserkrankung betroffen bist, eine mögliche Einnahme mit deiner Ärzt:in besprechen. Hier noch weitere Pflanzen, die dich bei Beschwerden unterstützen können:

Präparate aus **Salbei** kennst du vielleicht als Mittel gegen Halsschmerzen. Salbei hilft auch gut gegen starkes Schwitzen – also bei Hitzewallungen. Du kannst Einmalwaschlappen in Salbeisud tränken, in den Kühlschrank oder ins Eisfach legen und deine Haut damit waschen und kühlen. Dieses alte Hausmittel hilft akut, außerdem reduzieren die ätherischen Düfte, die über die Haut aufgenommen werden, auch übermäßiges Schwitzen.[16]

16 Tipp von Susan Zeun im Webinar von wexxeljahre: »Brustkrebs und Wechseljahre«

Baldrian beruhigt nicht nur und fördert den Schlaf, sondern soll auch nächtliche Hitzewallungen lindern. Er ist als Tee, Saft und in Tablettenform erhältlich.

Der **Bockshornklee** ist eine Pflanze, deren Samen zu Beginn der Wechseljahre für mehr hormonelle Balance sorgen können. Hintergrund ist, dass sie ähnlich wie Progesteron wirken.

Auch **Frauenmantel** soll hormonregulierend und bei Dünnhäutigkeit wirken – vor allem in der zweiten Zyklushälfte, weil die Wirkung der von Progesteron ähnelt.

Hopfenzapfen wird ebenfalls eine Wirkung bei Hitzewallungen nachgesagt, auch Schlafstörungen und Anspannungen sollen sich damit gut behandeln lassen.

Passionsblumenkraut kann vor allem bei Unruhe, Stress und Schlafstörungen in den Wechseljahren unterstützen – und soll die Häufigkeit und Schwere von Hitzewallungen reduzieren.

Mutterkraut enthält Stoffe, die einen positiven Effekt auf eine hormonell bedingte Migräne haben sollen.

Viele Heilpflanzen kannst du auch als Arzneitees nutzen. Die Wirkung ist meist schwächer, eine regelmäßige Anwendung kann dich aber bei leichten Symptomen unterstützen. Die Anforderungen an Arzneitees sind höher als an Kräutertees, so müssen auch Arzneitees zugelassen werden, und es ist eine Mindestmenge wirksamer Inhaltsstoffe vorgeschrieben. Zum Vergleich: Beim Lebensmitteltee müssen beispielsweise mindestens 0,6 Prozent an ätherischem Öl aus Pfefferminze enthalten sein, beim Arzneitee dagegen 1,2 Prozent. Wichtig ist auch, dass du den Tee nach Anweisung zubereitest (dabei die Tasse immer zudecken, damit die ätherischen Öle nicht verdunsten!).

Für die meisten pflanzlichen Arzneimittel gilt: Du brauchst etwas Geduld. Sie wirken nicht von heute auf morgen, sondern erst nach einigen Wochen.

Tipp:

Das Besondere an Heilpflanzen ist, dass sie nicht nur eine Hauptwirkung, sondern auch Nebenwirkungen haben. Damit sind nicht die klassischen Nebenwirkungen von Arzneimitteln gemeint, sondern dass Pflanzen gezielt ausgewählt werden können, um einen Symptomkomplex der Wechseljahre zu behandeln. Gerade für Patientinnen, die keine Hormone nehmen sollten oder wollen, kann eine individuelle Phytotherapie eine gute Alternative sein.

2.2 Das Comeback der Hormone

»MEINE GRÖSSTE HERAUSFORDERUNG IST DIE SCHLAFLOSIGKEIT – UND DIE SORGE, OB DIE BIOIDENTISCHEN HORMONE TATSÄCHLICH NICHT SCHÄDLICH SIND.« (Eva)

Wenn in den Wechseljahren Hormone fehlen, warum sie dann nicht einfach ersetzen? Genau das war die Idee der Hormonersatztherapie (HRT), die in den 1960er-Jahren den Markt eroberte. Die Therapie versprach nicht nur weniger Hitzewallungen, sondern auch eine straffere Haut, eine schlankere Taille, gesündere Knochen und weniger Demenz. Frauen sollen damit jung und (sexuell) attraktiv bleiben, das war unter anderem die Botschaft des heute sehr umstrittenen Bestsellers *Die vollkommene Frau* des New Yorker Gynäkologen Robert Wilson aus dem Jahr 1966.[17]

17 Das frauenfeindliche Buch (engl. Titel: *Femine forever*) würde es heute wohl nicht mehr durch ein Lektorat schaffen. Zudem kam 2002 heraus, dass Robert Wilson von der Pharmaindustrie für seine Publikationen gut bezahlt wurde.

Vielleicht haben deine Mutter oder Großmutter eine HRT in ihren Wechseljahren erhalten? Wenn ja, haben sie diese Behandlung vermutlich Anfang der 2000er-Jahre abgebrochen. Damals wurden die Ergebnisse einer großen Studie zur Frauengesundheit veröffentlicht: Die sogenannte WHI-Studie verunsicherte Ärzt:innen und Patient:innen stark und bescherte der Pharmaindustrie dramatische Verluste.

Was war passiert? Mit der WHI-Studie wollten Wissenschaftler:innen untersuchen, inwieweit Hormone vor Herz-Kreislauf-Erkrankungen schützen und ob für sie weitere vorbeugende Effekte nachgewiesen werden können. Ziel der Studie war also nicht zu prüfen, ob mit einer HRT Wechseljahresbeschwerden erfolgreich behandelt werden können (das wusste man bereits), sondern ihre präventive Wirkung auf unser Herz. Im Sommer 2002 kam es aber über Nacht zum Aus für diese Studie – was auch das vorläufige Ende der HRT bedeutete. Die Ergebnisse wiesen auf leicht erhöhte Risiken für Brustkrebs, Thrombosen, Embolien und Schlaganfälle hin. Weltweit titelten die Zeitungen »Hormone machen Krebs«. Von einem Tag auf den anderen konnten und wollten Ärzt:innen ihren Patientinnen keine wirksame Therapie gegen Hitzewallungen und weitere Beschwerden mehr anbieten.

Der Aufschrei in den Medien war groß, eine jahrzehntelang als sicher geltende Therapie war in Verruf geraten und sollte die kommenden zwei Jahrzehnte ein Schattendasein führen. Heute gilt die HRT in der Leitlinie für die Peri- und Postmenopause wieder als »Therapie der Wahl«. Wie kam es dazu?

Die WHI-Studie hatte gezeigt, dass unter 10.000 Frauen, die eine HRT bestehend aus einem Östrogen und einem Gestagen erhielten, pro Jahr jeweils acht Brustkrebs- und Schlaganfälle, 18 Thrombosen sowie sieben koronare Herzkrankheiten mehr aufgetreten waren als in der Vergleichsgruppe, die ein Placebo-Medikament erhalten hatte. Erhofft hatte man sich das Gegenteil und vor allem einen positiven Effekt auf das Herz. Dieser konnte aber nur für die Knochen (44 Frakturen weniger) und die Entwicklung von Darmkrebs (minus 6 Fälle) gezeigt werden. Bei den Frauen, die nur ein Östrogen (also eine Therapie ohne ein Gestagen) erhalten hatten, war das Brustkrebsrisiko dagegen geringer. In dieser Gruppe wurden sieben Fälle weniger gezählt als bei den Frauen, die keine Hormone erhielten.

Ergebnisse der WHI-Studie: Risiko und Benefit durch eine HRT pro 10.000 Frauen im Überblick[18]

	Östrogen / Gestagen	Nur Östrogen
Brustkrebs	+8	-7
Schlaganfall	+8	+12
Thrombosen	+18	+7
Koronare Herzkrankheit	+7	-5
Knochenbrüche	- 44	- 56
Darmkrebs	-6	+1

18 *JAMA*. 2002;288(3):321–333; *JAMA*. 2004;291(14):1701–1712.

Zur Einordnung musst du wissen, dass die Zunahme der genannten Erkrankungen nicht dramatisch war – gemäß der Kategorie des Bundesinstituts für Arzneimittel und Medizinprodukte wird das häufigere Auftreten von Brustkrebs als »seltene Nebenwirkung« eingestuft, dennoch waren viele Frauen beunruhigt.

Der Clou kommt aber jetzt: Bei weiteren Auswertungen stellte man fest, dass die Studie nicht gut aufgesetzt und ausgewertet worden war. Ein paar Beispiele:

- Die Frauen der Studie waren durchschnittlich 63 Jahre alt. Die älteste stand sogar kurz vor ihrem 80. Geburtstag. Frauen kommen mit etwa 51 Jahren in die Menopause, würden also ungefähr in diesem Alter bzw. ein paar Jahre früher oder später mit einer HRT starten.
- Je älter Frauen sind, umso mehr Vorerkrankungen sind zu erwarten. Und so war es auch: Viele der Teilnehmerinnen waren übergewichtig, adipös oder Raucherinnen. Dazu hatten sie einen hohen Blutdruck oder andere kardiovaskuläre Erkrankungen. Das sind alles Vorbelastungen, bei denen Ärzt:innen die Entscheidung für oder gegen eine HRT sehr gründlich abwägen würden.
- Es wurde nur ein Präparat geprüft, das aber in Europa kaum verwendet wurde. Das eingesetzte Östrogen wurde aus Stutenurin gewonnen. Außerdem war die Dosierung dieses Präparats für die älteren Teilnehmerinnen zu hoch.
- In weiteren Analysen konnte gezeigt werden, dass die Krebsfälle und Herz-Kreislauf-Erkrankungen vor allem bei den älteren Frauen aufgetreten waren bzw. es umgekehrt bei den 50- bis 59-Jährigen nur sehr wenige Ereignisse gab.
- Die Sterblichkeit der Frauen mit HRT war insgesamt geringer als in der Vergleichsgruppe.

Nach dem Skandal um die »tödliche Therapie« fand keine differenzierte Berichterstattung statt. Hormone galten weiterhin als gefährlich, und selbst als einige Jahre später Autor:innen der WHI-Studie die falsche Interpretation der Daten bedauerten, fand dies in den Medien kaum Beachtung. Dabei wiesen sie explizit darauf hin, dass die jahrelange, fehlerhafte Analyse ihrer Studiendaten dazu geführt hatte, dass Frauen nicht mehr angemessen behandelt wurden. Vor allem sei es ein Fehler gewesen, die Ergebnisse auf Frauen jeden Alters zu übertragen und sich nicht die Auswertungen der jüngeren Frauen genauer anzugucken.

2024 ist im *JAMA*, einer der weltweit bekanntesten und am weitesten verbreiteten medizinischen Fachzeitschriften, eine ausführliche Analyse der WHI-Daten der Frauen unter 60 Jahren erschienen, die sich so zusammenfassen lässt, dass die Vorteile einer HRT bei Frauen mit Beschwerden wie Hitzewallungen und nächtlichen Schweißausbrüchen gegenüber den möglichen Risiken überwiegen.[19]

Die Auswertungen der WHI- und weiterer Studien konnten auch einen präventiven Aspekt der Hormonersatztherapie nachweisen: So war das Risiko für kardiovaskuläre Erkrankungen, Diabetes, Darmkrebs, Osteoporose, Abnahme der Lungenfunktion und offenbar auch für Alzheimer bei den Frauen geringer, die zusätzlich Hormone erhalten hatten. Bei einigen Erkrankungen ist ein früher Start der HRT – bis zu 10 Jahre nach der Menopause – entscheidend.

Im Ergebnis hat der Abbruch der WHI-Studie 2002 dazu geführt, dass immer weniger Frauen eine HRT erhielten. Vor dem Abbruch waren das noch rund 37 Prozent aller Frauen, 2022 nach Auswertung der Techniker Krankenkasse nur noch 6,2 Prozent – und diese nehmen Hormone vermutlich weiterhin mit

19 *JAMA*. 2024;3 31(20): 1748–1760.

einem schlechten Gewissen und Angst vor Brustkrebs ein. Aber auch eine ganze Generation von Ärzt:innen wuchs in dem Glauben auf, dass sie von Hormonen besser die Finger lassen sollten, und hat sich nicht mehr zur HRT weitergebildet. Darunter sind sicherlich auch Ärzt:innen, bei denen du in Behandlung bist.

Heute gibt es überwiegend zwei Meinungen zur HRT: Die Vertreter:innen der einen warnen weiterhin vor der Anwendung, die der anderen sehen mehr Nutzen als Risiken und setzen auch auf die präventiven Effekte. Das liegt vor allem an den bioidentischen Hormonen.

Hormone sind nicht gleich Hormone

Um die WHI-Studie damals und die HRT heute richtig einordnen zu können, ist es wichtig zu wissen, dass mittlerweile bevorzugt bioidentische Hormone eingesetzt werden. Vielleicht kennst du diese auch unter den Namen »körpereigene« oder »natürliche« Hormone. Diese musst du dir wie Zwillinge der Hormone vorstellen, die dein Eierstock produziert (hat). Dein Körper kann also nicht unterscheiden, ob sie selbst gemacht oder geschluckt bzw. auf die Haut aufgetragen werden.

Die Hormone aus der WHI-Studie wurden dagegen aus Stutenurin gewonnen, sind also auch »natürlich«, aber du bist ja schließlich kein Pferd. Tatsächlich werden die bioidentischen Hormone ebenfalls im Labor hergestellt. Auch wenn die Bezeichnung etwas anderes suggeriert. Aber mit »bio« oder »natürlich« hat die Herstellung wenig zu tun. Nur der Ausgangsstoff für das Östrogen und das Progesteron ist eine Pflanze: Meist wird die Yamswurzel bzw. das enthaltene Diosgenin genutzt, manchmal auch Soja.

Das bioidentische Östrogen heißt 17-ß-Östradiol und kommt hierzulande schon viele Jahre zum Einsatz. Es wird heute bevorzugt auf der Haut angewendet – und nicht mehr geschluckt. Das ist zwar etwas aufwendiger, hat aber mehrere Vorteile:

- Das 17-ß-Östradiol gelangt über die Haut direkt ins Blut und geht im Gegensatz zum geschluckten Östrogen nicht durch die Leber. Damit gibt es kein erhöhtes Risiko für Thrombosen oder Embolien (was ein Ergebnis der WHI-Studie war).
- Weil der Körper eine niedrigere Hormonmenge aufnimmt, sind die Nebenwirkungen insgesamt geringer. Auch das Schlaganfallrisiko ist nicht erhöht.
- Die transdermale Anwendung (über die Haut) reduziert außerdem das Risiko für einen erhöhten Fettspiegel im Blut und für Diabetes.
- Mit etwas Erfahrung kannst du bei der Anwendung die Menge des verwendeten Östradiols an deinen Bedarf anpassen. Wenn du also mehr Stress hast, brauchst du ggf. etwas mehr Östrogen. Natürlich solltest du diese individuellen Anpassungen mit deiner Ärzt:in abstimmen.

Das 17-ß-Östradiol gibt es in verschiedenen Anwendungsformen für die Haut als Gel, Spray oder Pflaster. Du kannst es auch schlucken, das ist für viele Frauen einfacher. Allerdings geht das Östrogen dann durch deine Leber, mit den entsprechenden Nachteilen.

Eine HRT besteht meistens aus einem Östrogen und einem Gestagen. Unter dem Begriff Gestagen werden die synthetisch hergestellten Gelbkörperhormone und das körpereigene Gestagen, das Progesteron, zusammengefasst. Wenn eine kombinierte HRT mit bioidentischen Hormonen verschrieben wird, ist das eingesetzte Gestagen Progesteron. Es ist mikronisiert, das bedeutet, die Partikelgröße wurde verkleinert und kann dadurch von deinem Körper besser aufgenommen werden. Progesteron wird im Gegensatz zum Östrogen nicht auf die Haut aufgetragen, sondern geschluckt oder vaginal verwendet (Letzteres steht nicht in der Gebrauchsinformation und ist daher ein sogenannter »Off-label-Use«, wurde also nicht dafür zugelassen). Progesteron wird aber auch in der Kinderwunschbehandlung entsprechend eingesetzt, und viele Ärzt:innen empfehlen dies ihren Patientinnen. Bei der oralen Einnahme von Progesteron hast du den Vorteil, dass über die Leber ein Abbauprodukt entsteht, das deinen Schlaf fördert. Dafür nimmst du die Kapseln am besten eine halbe Stunde vor dem Zubettgehen ein. Wenn du es vaginal anwendest, hast du diesen Effekt nicht.

Wichtig: Frauen ohne Gebärmutter können auch eine Östrogen-Monotherapie erhalten, die als besonders risikoarm gilt. Das hatte die WHI-Studie gezeigt. Wenn du aber deine Gebärmutter noch hast, musst du bei einer Hormonersatztherapie immer auch ein Gestagen (wie bioidentisches Progesteron) nehmen, um deine Gebärmutterschleimhaut vor übermäßigem Wachstum zu schützen. Hintergrund ist, dass Gestagen bzw. Progesteron ein natürlicher Gegenspieler des zellaktiven Östrogens ist. Und während Östrogen die Zellen eher zur Zellteilung, also zum Wachstum, stimuliert, gleicht ein Gestagen diese Wirkung wieder aus. Deshalb ist das Zusammenspiel von Östrogen und Gestagen zum Schutz vor Gebärmutterkrebs besonders wichtig. Leider kommt es immer wieder vor, dass Frauen kein Gestagen erhalten oder es nicht nehmen, weil ihnen die Bedeutung nicht klar ist. Wenn Ärzt:innen Patientinnen mit Gebärmutter kein Gestagen verschreiben, gilt das als ärztlicher Kunstfehler. Auch Frauen mit Endometriose sollten unabhängig von der Entfernung der Gebärmutter ebenfalls ein Gestagen erhalten. Denn Gebärmutterschleimhaut-ähnliches Gewebe kann auch an anderen Stellen im Körper wachsen (beispielsweise im Bauchraum) und würde sich bei alleiniger Östrogen-Gabe weiter ausbreiten. Hier kommt oft ein synthetisches Gestagen mit dem Wirkstoff Dienogest zum Einsatz. Außerdem kann der Einsatz von Progesteron bei vielen Frauen ohne Gebärmutter sinnvoll sein, weil es beruhigend und angstlösend wirkt, den Schlaf fördert und die Knochengesundheit unterstützt. Aber das solltest du mit deiner Ärzt:in besprechen.

Es gibt auch Cremes gegen Beschwerden der Wechseljahre, die Yamswurzel enthalten. Diese kannst du in der Drogerie oder online erhalten; sie werden gern als »natürliches Progesteron« bezeichnet. Es wird allerdings bezweifelt, dass dein Körper aus dem in der Yamswurzel enthaltenen Diosgenin selbstständig körpereigenes Progesteron herstellen kann. In Studien konnte bisher keine hormonelle Wirkung der Yamswurzel nachgewiesen werden. Wenn sie dir dennoch hilft, gilt das vermutlich nur für sehr leichte Beschwerden, oder der Placeboeffekt sorgt dafür, dass es dir besser geht. In jedem Fall reicht eine Progesteroncreme im Rahmen einer bioidentischen HRT nicht, um den Schutz der Gebärmutterschleimhaut zu gewährleisten. Dafür musst du das Progesteron schlucken oder vaginal anwenden. Mit der Creme ist die Wirkung zu gering. Gynäkolog:innen berichten immer wieder, dass sich die Gebärmutterschleimhaut bei diesen Patientinnen zu stark aufgebaut hat – mit der Gefahr der Entwicklung einer bösartigen Schleimhautveränderung.

Die Idee der Hormontherapie ist, dem Körper möglichst genau das wiederzugeben, was er selbst aufgrund fehlender Eizellen nicht mehr produzieren kann. Dieses »Ersetzen« wird aber auch kritisch diskutiert. Warum soll etwas ersetzt werden, was der Körper allein nicht mehr herstellen kann? Dazu passt auch die Diskussion, ob wir überhaupt von einem »Östrogenmangel« sprechen sollten, denn letztlich sind die hormonellen Veränderungen ein natürlicher Prozess. Diese Frage ist sicherlich berechtigt und muss jede Frau für sich beantworten. Aber vielleicht hat die Natur auch gar nicht vorgesehen, dass wir mittlerweile 84 Jahre oder noch älter werden?

HRT – wann starten?

»ICH MÖCHTE MICH SO NICHT LÄNGER FÜHLEN. ICH HABE EINEN EXTREM HOHEN LEIDENSDRUCK.« (Tanja)

Die S3-Leitlinie für die Peri- und Postmenopause empfiehlt eine HRT bei den typischen Beschwerden der Wechseljahre, den sogenannten vasomotorischen Beschwerden: Darunter fallen vor allem Hitzewallungen und nächtliche Schweißausbrüche. Mit einer HRT lassen sich auch viele andere körperliche und psychische Symptome erfolgreich behandeln, dazu gibt es allerdings weniger Studien. Da die Ursache für die verschiedenen Beschwerden die hormonellen Veränderungen sind, bekommen die meisten Frauen diese mit einer HRT gut in den Griff.

Grundsätzlich gilt eine HRT heute bei Frauen unter 60 Jahren bzw. ein Start bis zu zehn Jahre nach der Menopause als gesundheitlich unbedenklich. Dieser Zeitraum wird auch als das »Window of opportunity« bezeichnet. Ein späterer Therapiebeginn wird dagegen mit verschiedenen Risiken in Verbindung gebracht: So kann es sein, dass es durch das Absinken des Östrogens oder andere Ursachen bereits zu einer Arterienverkalkung gekommen ist. Wenn du dann Hormone nimmst, könnten sich diese Kalkablagerungen lösen und die Gefäße verengen. In den ersten 10 Jahren nach der Menopause sind deine Blutgefäße normalerweise noch nicht geschädigt, und Hormone können noch vorbeugend gegen Gefäßerkrankungen wirken. Wenn du bereits älter als 60 Jahre bist, sollten daher dein allgemeiner Gesundheitszustand und deine Gefäße unbedingt ärztlich überprüft werden, um die Entscheidung gut abwägen zu können.

Lange Zeit galt die Regel, dass Frauen eine HRT »so kurz wie nötig« erhalten sollten. Diese Empfehlung ist mittlerweile überholt – vor allem, wenn noch Beschwerden auftreten. Ab 60 Jahren sollte deine Ärzt:in regelmäßig überprüfen, ob Dosisanpassungen oder andere Applikationsformen sinnvoll sind, ob die Therapie überhaupt noch notwendig ist oder die Hormone schrittweise ausgeschlichen werden können. Wenn es dir mit der HRT gut geht und du regelmäßig Kontrolltermine bei deiner Gynäkolog:in wahrnimmst, kannst du die Hormone auch über dein 60. Lebensjahr hinaus anwenden. Voraussetzung dafür ist aber, dass keine anderen Erkrankungen wie beispielsweise Bluthochdruck, Diabetes oder Krebs dazukommen. Das ist sehr wichtig für die weitere Therapie-Entscheidung – denn unser Gesundheitszustand ändert sich, je älter wir werden.

In dem Zusammenhang ist die bereits erwähnte Studie aus dem *JAMA*-Magazin 2024 interessant. Die Analyse konnte bestätigen, was auch schon die WHI-Studie gezeigt hatte: Frauen, die Hormone anwenden, werden gesünder alt als Frauen, die keine nehmen. Die Vorteile sind am größten bei einer alleinigen Östrogen-Therapie. Aber auch mit einer kombinierten Therapie aus Östrogen und Gestagen ist das Sterblichkeitsrisiko geringer. Das Brustkrebsrisiko bleibt bei dieser HRT leicht erhöht, aber Frauen sterben vor allem an Herz-Kreislauf-Erkrankungen und dafür bieten Hormone, die frühzeitig angewendet werden, offenbar einen guten Schutz. Dennoch bleibt die Anwendung von Hormonen immer eine individuelle Entscheidung aufgrund des allgemeinen Gesundheitszustandes und bestimmter Vorerkrankungen.

Über die Behandlung der Symptome hinaus wird immer häufiger die präventive Wirkung von Hormonen diskutiert. Die Leitlinie für die Peri- und Postmenopause beschäftigt sich aber nicht mit dem Thema Prävention bzw. gibt dazu keine Empfehlungen. Deine Gynäkolog:in möchte in erster Linie deine Beschwerden lindern und dir etwas Wirksames verschreiben – was die Therapie darüber hinaus vielleicht kann, ist nicht unbedingt ihr Tagesgeschäft. Dafür gibt es andere Expert:innen wie die aus der funktionellen oder orthomolekularen Medizin. Auch »Anti-Aging-Mediziner:innen« sehen Hormone als Chance für ein gesundes Älterwerden. Viele dieser Ärzt:innen machen die Erfahrung, dass Frauen, die Hormone nehmen, länger gesund bleiben. Denn Östrogen schützt nicht nur das Herz und die Gefäße, sondern stabilisiert auch den Blutzucker und stärkt die Knochen – wirkt also dem entgegen, was uns im Alter zu schaffen macht. Mehr dazu erfährst du in Kapitel 4.

Wenn du bestimmte Risikofaktoren für Alterserkrankungen wie etwa Osteoporose mitbringst, ist es wichtig, die Vor- und Nachteile von Hormonen für deine langfristige Gesundheit abzuwägen und mit deiner Ärzt:in zu besprechen. Offizielle Empfehlungen für die präventive Anwendung von Hormonen gibt es bislang nicht.

Fast wie Hormone

Was viele Frauen zur Verzweiflung bringt oder verunsichert, ist die fehlende Differenzierung zwischen synthetischen und bioidentischen Hormonen. Nicht nur in der HRT, sondern auch in der Pille oder Spirale werden Hormone eingesetzt, dort mit dem Ziel, eine Schwangerschaft zu verhindern. Gerade jüngere Frauen lehnen diese Hormone immer mehr ab. Sowohl in der Fachliteratur als auch umgangssprachlich werden diese Wirkstoffe und die bioidentischen pauschal als »Hormone« bezeichnet. Wenn von den Risiken einer Hormonersatztherapie die Rede ist, werden beide ebenfalls in einen Topf geworfen. Das Gleiche gilt für viele Studien und Artikel in den Medien.

In der WHI-Studie, auf die sich die meisten Auswertungen beziehen, wurden keine bioidentischen Hormone untersucht. Das meiste, was man heute über Hormone in den Wechseljahren weiß bzw. was geschrieben wurde, bezieht sich auf das synthetische Östrogen (aus Stutenurin), das hierzulande so gut wie nie eingesetzt wurde – und nicht auf das bioidentische 17-ß-Östradiol, das heute bevorzugt angewendet wird. Auch bei den Gestagenen wird oft nicht zwischen bioidentischem Progesteron und synthetischem Gestagen unterschieden oder es werden verallgemeinernde Aussagen getroffen. Dabei sind das zwei Paar Schuhe, und vielleicht ist es an der Zeit, an den Begrifflichkeiten zu arbeiten: »Synthetische Hormone« sind hormonähnlich wirkende Medikamente, also körperfremde Derivate, und »bioidentische Hormone« sind Botenstoffe mit der gleichen chemischen Molekülstruktur wie unsere in den Eierstöcken produzierten körpereigenen Hormone.

Es gibt keine vergleichbare Studie wie die WHI-Studie mit bioidentischen Hormonen, aber die vorhandenen wissenschaftlichen Arbeiten zeigen, dass die bioidentische HRT sicherer ist als die HRT mit körperfremden Hormonderivaten. So ist das Brustkrebsrisiko mit einem synthetischen, körperfremden Gestagen höher als bei einer HRT mit mikronisiertem Progesteron. Bei dessen Einsatz gab es bei einer Therapie unter fünf Jahren keine Risikoerhöhung, bei längerer Anwendung kam es zu einer leichten Steigerung. Und es gilt als sicher, dass die Gabe des bioidentischen 17-ß-Östradiols über die Haut kardiovaskuläre Risiken reduzieren kann, wie das von Thrombosen. Bei den synthetischen gab es dafür erhöhte Risiken.

Trotzdem solltest du die synthetischen Hormonderivate keineswegs verteufeln, sie haben in der Gynäkologie absolut ihre Berechtigung! Es sind Medikamente, die an den Hormonrezeptoren wirken und zur Behandlung bestimmter Symptome eingesetzt werden. So können starke Blutungen in den Wechseljahren oder ein zu großer Einfluss von »männlichen« Hormonen mit Progesteron meist nicht ausreichend behandelt werden, weshalb der Einsatz eines synthetischen Gestagens notwendig sein kann. Es werden ohnehin noch viele synthetische Kombipräparate aus Östrogen und Gestagen eingesetzt, auch, weil viele Frauen eine einfache Anwendung zum Schlucken bevorzugen – statt zwei verschiedene Präparate zu nehmen, von denen sie das Östrogen auf die Haut auftragen müssen. Es gibt mittlerweile auch ein bioidentisches Kombipräparat, das ebenfalls nur geschluckt wird. Das kann für einige Frauen eine weitere Alternative sein.

Dass die Hormone über einen Kamm geschert werden, siehst du auch am Beipackzettel. Dieser unterscheidet sich für die synthetischen und bioidentischen Produkte kaum bzw. in beiden wird vor Risiken wie Brust- und Eierstockkrebs oder Thrombosen gewarnt. Das führt dazu, dass viele Frauen sich große Sorgen machen und ihre Medikamente unangetastet im Badezimmerschrank stehen lassen. Dabei unterliegen diese Gebrauchsinformationen rechtlichen Vorgaben und beruhen auf Mustertexten, die für synthetische und bioidentische Hormone identisch sind. Konkret müssen in den Beipackzetteln alle Risiken, die mit egal welcher Hormonersatztherapie in Verbindung stehen könnten, genannt werden. Absurd, oder?

Hormone gibt es auf Kassenrezept

Die Hormone für eine HRT – ob synthetische oder bioidentische – bekommst du auf Kassenrezept. Wenn du gesetzlich versichert bist, musst du also nur die Rezeptgebühr zahlen. Darüber hinaus können auch Individualrezepturen verordnet werden. Diese werden in der Apotheke angemischt, du musst sie aber meist selbst bezahlen. Für 17-ß-Östradiol und Progesteron ist das nicht notwendig, denn dir stehen mit den Fertigarzneimitteln gute und geprüfte Medikamente zur Verfügung.

Vielleicht hast du auch schon mal von den Rimkus-Kapseln gehört? Diese bioidentischen Kapseln enthalten eine vergleichsweise hohe Menge an 17-ß-Östradiol und Progesteron, weil die

Blutwerte von jüngeren Frauen als Maßstab gelten. Sie werden individuell in der Apotheke angemischt, und die Kosten nicht von den gesetzlichen Krankenkassen übernommen. Weil du sie schlucken musst, verzichtest du auf die gesundheitlichen Vorteile der Aufnahme über die Haut. Die wissenschaftliche Evidenz zu den Rimkus-Kapseln fehlt und das Konzept gilt mittlerweile eher als überholt, weil Fertigarzneimittel einen höheren Qualitätsstandard haben und diese dein Portemonnaie nicht so stark belasten.

Wer darf keine Hormone nehmen?

Es gibt vor allem eine Kontraindikation und die lautet hormonrezeptor-positiver Brustkrebs – wenn du selbst erkrankt bist. Brustkrebs in der Familie ist kein Grund, bei entsprechendem Leidensdruck auf eine HRT zu verzichten. Gerade bei diesen Frauen ist aber die Angst vor Brustkrebs verständlicherweise besonders groß. Bei Frauen mit akuten Thromboembolien (Verstopfung eines Gefäßes durch ein Blutgerinnsel) und Lebererkrankungen mit erhöhten Leberenzymwerten sollte eine individuelle Beratung und Entscheidung stattfinden. Bei Erkrankungen wie Endometriose, Diabetes, Migräne mit Aura, der Autoimmunerkrankung Lupus erythematodes oder auch Epilepsie und Asthma ist eine engere Überwachung erforderlich.

Noch ein Wort zu den Risiken: Mit einer transdermalen Therapie kannst du viele Risiken, die in der WHI-Studie gezeigt wurden, umgehen. Die Ergebnisse dieser Studie lassen sich also nur bedingt auf die heutige HRT anwenden. Es bleibt allerdings ein leicht erhöhtes Risiko für Brustkrebs bei der gleichzeitigen Anwendung von Östrogen und Gestagen. Mittlerweile ist man sich einig, dass das Risiko vom eingesetzten Gestagen herrührt – aber auch dazu gibt es noch nicht genügend Studien. Offenbar ist das Risiko bei Progesteron und dem Gestagen Dydrogesteron, das sich ähnlich wie das bioidentische Progesteron verhält, am geringsten. Deshalb sollten diese Wirkstoffe bevorzugt eingesetzt werden (vorausgesetzt, es wird kein anderes Gestagen mit einer spezifischen Wirkung benötigt).

Ganz wichtig in dem Zusammenhang ist aber, dass der Einfluss der Hormone auf die Entwicklung von Brustkrebs überschätzt bzw. die Bedeutung anderer Einflussfaktoren unterschätzt wird. So erhöhen Übergewicht und täglicher Alkoholkonsum (zwei Gläser Wein) das Risiko für Brustkrebs mehr als eine kombinierte HRT. Sport und Bewegung können dagegen das Risiko reduzieren! Mehr dazu erfährst du in Kapitel 4.

Hier siehst du die Vor- und Nachteile einer kombinierten HRT mit Östrogen und Gestagen auf einen Blick:

Vorteile:

- Höhere Lebenserwartung (Sterblichkeit ist reduziert)
- Prävention Diabetes Typ 2
- Geringeres Risiko für Osteoporose und Darmkrebs

Nachteile:

Es gibt ein leicht erhöhtes Risiko für:

- Brustkrebs
- Schlaganfall (entfällt bei Anwendung über die Haut)
- Thrombosen und Embolien (entfällt bei s.o.)
- Koronare Herzkrankheit (entfällt bei s.o.)

Bei einer Östrogen-Monotherapie (für Frauen ohne Gebärmutter) bleiben nur die leicht erhöhten Risiken für Thrombosen und Embolien bei der oralen Einnahme. Die WHI-Studie hatte gezeigt, dass das Brustkrebsrisiko geringer ist als bei den Frauen, die keine Hormone nehmen.

Tipp:

Prüfe deine individuellen Risiken. Hast du Übergewicht, rauchst du und trinkst regelmäßig Alkohol? Dann solltest du deinen Lebensstil verändern, wenn du eine HRT machen möchtest. Und wenn deine Gynäkolog:in dich vor Hormonen warnt, frage sie nach den geringeren Risiken bei bioidentischen Hormonen bzw. der Anwendung über die Haut. Wenn du generell nicht sicher bist, ob eine HRT etwas für dich ist, kannst du sie einfach testen. Du merkst bereits nach ein bis drei Wochen, ob sich deine Beschwerden bessern, und kannst dann entscheiden, ob und wie du weitermachst.

Testosteron ist nicht nur was für Männer

Hast du gewusst, dass du auch Testosteron im Blut hast? Der Gehalt an Testosteron liegt sogar ein Vielfaches über dem des Östrogens. Die meisten Frauen beschäftigen sich aber mit diesem Hormon eher selten, so wie Männer sich nicht mit dem Östrogen auseinandersetzen. Dabei spielt das »Weiblichkeitshormon« auch in ihrem Körper eine wichtige Rolle. Merke dir am besten, dass es zu einfach ist, von »weiblichen« und »männlichen« Hormonen zu sprechen, das spiegelt die Komplexität und das Zusammenspiel der Hormone überhaupt nicht wider.

Testosteron wird wie Progesteron und Östrogen in den Eierstöcken gebildet, darüber hinaus in den Nebennieren sowie im Fett- und Muskelgewebe. Tatsächlich ist Testosteron eine Vorstufe des Östrogens, das heißt, ein großer Teil des Testosterons wird bei Frauen in Östrogen umgewandelt.

Und so wie Östrogen an die Östrogenrezeptoren andockt, gibt es Rezeptoren für das Testosteron, die bestimmte Prozesse in deinem Körper auslösen. Testosteron ist für den Muskel-, Knochen- und Eiweißaufbau wichtig, steigert aber auch die Libido und sorgt für mehr Energie.

Die Testosteron- und Östrogenlevel sind lange Zeit in Balance, das ändert sich in den Wechseljahren, wenn zunächst das Östrogen sinkt. Nach und nach versiegt auch die Testosteronquelle in den Eierstöcken.

Wenn du verhältnismäßig mehr Testosteron als Östrogen im Blut hast, kann sich das in einer Leistungssteigerung und mehr Lust auf Sex äußern. Wenn dagegen dein Testosteron sinkt, fühlst du dich vielleicht schlapp und energielos.

Testosteron kann ein weiterer Baustein einer Hormonersatztherapie sein, viele Ärzt:innen sind damit allerdings zögerlich, weil sie eine Vermännlichung befürchten. Die Indikation für die Gabe von Testosteron ist die fehlende Lust auf Sex. Weil dafür auch viele andere Gründe infrage kommen (Partnerschaft, Stress, Unzufriedenheit mit dem eigenen Körper oder gesundheitliche Beschwerden) gehört diese Bestandsaufnahme im Arztgespräch unbedingt dazu.

Bislang gibt es kein zugelassenes Testosteronpräparat für Frauen. Es gibt Medikamente für Männer, die Dosis ist aber für Frauen viel zu hoch und es ist entsprechend schwierig, die passende Menge abzumessen. Besser ist in dem Fall eine Individualrezeptur, die für dich in einer spezialisierten Apotheke nach Angaben deiner Ärzt:in hergestellt wird. Es ist zudem sehr wichtig, dass die Blutwerte ein paar Wochen nach dem Start der Therapie und dann regelmäßig kontrolliert werden, um zu sehen, wie du auf Testosteron reagierst. Angst vor einem Bart, Pickel und tiefer Stimme musst du bei den geringen Mengen, die Frauen erhalten, in der Regel nicht haben bzw. ein Zuviel an Testosteron sollten die Blutkontrollen zeigen.

Frauen, die Testosteron verwenden, berichten häufig, dass sie nicht nur von einer gesteigerten Libido profitieren, sondern auch leichter Muskelmasse aufbauen können und ihre Stimmung besser wird.

Weitere Hormone

Neben Testosteron kann auch DHEA[20] eingesetzt werden, ein weiteres Hormon. Es wird vor allem in der Nebennierenrinde, aber auch in den Eierstöcken gebildet. DHEA ist eine Vorstufe von Testosteron, es wird also sowohl in Testosteron als auch in Östrogen umgewandelt. Je älter wir werden, desto mehr lässt die Produktion von DHEA nach.

DHEA wird gern als Anti-Aging-Hormon bezeichnet. In den USA gibt es zahlreiche Nahrungsergänzungsmittel, die damit werben, dass DHEA den Alterungsprozess aufhält. Bei uns sind diese Mittel nicht erlaubt, DHEA ist verschreibungspflichtig – und gilt im Sport als Dopingmittel. Es kann sowohl bei Symptomen eines Testosteron- als auch eines Östrogenmangels unterstützen.

DHEA gibt es als Individualrezepturen und als (rezeptpflichtiges) Fertigarzneimittel in Form von Zäpfchen. Diese sollen die dünner und trockener werdende Vulva- und Vaginalhaut wieder aufbauen. Für diese Symptomatik werden aber sehr viel häufiger eine Creme oder Zäpfchen aus Östriol verschrieben. Östriol klingt nicht nur so ähnlich wie Östradiol, sondern ist es auch – nur mit einer deutlich schwächeren Wirkung. Deshalb kann Östriol bei Beschwerden im Intimbereich auch von Brustkrebspatientinnen angewendet werden, es wirkt nur lokal. Und als kleine Schwester vom Östradiol kann es trotzdem Großes bewirken: Es baut die geschrumpfte Haut wieder auf, gleicht den pH-Wert aus und hat einen positiven Einfluss auf Harnröhre und Blase. Östriol kann ebenfalls ein weiterer Baustein im Rahmen einer Hormonersatztherapie sein, wenn das Östradiol für eine Linderung der Beschwerden im vulvovaginalen Bereich nicht ausreicht. Mehr dazu erfährst du in Kapitel 4.

20 Dehydroepiandrosteron oder auch DHEAS (DHEA-Sulfat)

Tipp: Wenn eine HRT nicht ausreichend wirkt bzw. nicht alle Beschwerden gelindert werden, helfen oft kleine Anpassungen in der Dosierung. Außerdem kann es sinnvoll sein, die Blutwerte überprüfen zu lassen. Es gibt mehr Möglichkeiten, als nur auf Östrogen und Gestagen zu setzen. Denn auch andere Hormonspiegel sinken in den Wechseljahren und beeinflussen unser Wohlbefinden.

2.3 Was sonst noch hilft

Seit 2024 ist ein ganz neuer – hormonfreier – Wirkstoff gegen Hitzewallungen erhältlich.[21] Das Medikament wirkt dort, wo die Hitzewallungen entstehen: im Gehirn. Dazu musst du wissen, dass die Temperaturregulation im Gehirn durch das Zusammenspiel von Östrogen und sogenannten Neurotransmittern gesteuert wird. Fehlt Östrogen, kann das den Wärmehaushalt durcheinanderbringen. Dein Gehirn sendet dann falsche Signale, die bei dir Hitzewallungen und Schwitzen auslösen können. Das neue Medikament blockiert die Wirkung bestimmter Botenstoffe im Gehirn und beeinflusst so die Temperaturregulation. Das soll Hitzewallungen reduzieren und auch den Schlaf verbessern. Mit dem hormonfreien Wirkstoff steht ein neues wirksames Präparat gegen Hitzewallungen für Frauen, die keine Hormone nehmen wollen oder dürfen, zur Verfügung.

Oft sind Arzneimittel das Erste, an das wir bei der Suche nach einer Lösung für unsere Beschwerden denken. Wir versprechen uns davon eine rasche Linderung. Aber unsere hormonellen Veränderungen sind komplex, deshalb ist es gut, wenn du offen

21 Der Name des Wirkstoffs ist Fezolinetant. Außerdem befindet sich ein weiterer Wirkstoff, der nach demselben Prinzip arbeitet, in der Zulassung (Elinzanetant).

für alternative Methoden bist oder verschiedene Maßnahmen kombinierst. So liegen gute Studien für die kognitive Verhaltenstherapie vor. Diese wird von Psychotherapeut:innen durchgeführt und umfasst neben den regelmäßigen Sitzungen das Führen eines Tagebuchs, in dem die Patient:innen ihre Symptome und wie sie diese wahrnehmen, festhalten. Denn es geht auch darum, die eigene Einstellung zu den Wechseljahren sowie eingefahrene Denk- und Verhaltensmuster ganz praktisch zu ändern. Außerdem werden Maßnahmen zur Stressreduktion und Entspannung trainiert. Studien belegen eindeutig, dass mit diesem Ansatz Hitzewallungen und andere Beschwerden wie etwa Schlafstörungen reduziert werden können.

Auch in einem Achtsamkeitstraining geht es darum, einen besseren Umgang mit Beschwerden zu erlernen und sie dadurch zu lindern. Das zugrunde liegende Prinzip ist, dass mit Achtsamkeitsübungen die Verbindung zwischen den körperlichen Symptomen an sich sowie den Gedanken und Gefühlen über sie aufgelöst werden kann. Die Beschwerden sollen dann als weniger belastend wahrgenommen werden. In Studien konnte gezeigt werden, dass Achtsamkeitstraining Stress, Ängste, Depressionen, Hitzewallungen und Konzentrationsschwierigkeiten reduziert. Vielleicht hast du schon einmal vom mehrwöchigen »Mindfulness-Based Stress Reduction« (MBSR)-Programm gehört. Dabei lernst du verschiedene Achtsamkeitsmeditationen, den »Bodyscan«, Yoga-Übungen und das Praktizieren von Achtsamkeit im Alltag.

Das Programm kann für jede Frau eine echte Bereicherung sein – auch wenn du deine Beschwerden bereits mit anderen Maßnahmen ganz gut im Griff hast. Denn, wenn wir ehrlich sind, haben wir alle zu viel Stress oder fühlen uns in den Wechseljahren schnell überfordert. Das kann hormonelle Ursachen haben, aber auch mit den allgemeinen Lebensumständen (»Empty nest«, Partnerschaft in der Krise, unattraktive Jobperspektive, pflegebedürftige Eltern etc.) zusammenhängen. Du solltest wissen: Stress ist Gift für deine Symptome, da er diese verschlimmert. Vor den Wechseljahren wirkte Östrogen wie ein Schutzschild, aber weil dieser immer durchlässiger wird, kann dein Körper mit Stress nicht mehr so gut umgehen. Deine Nebennieren schütten mehr Stresshormone aus, darunter Cortisol und Adrenalin, und fahren dafür die bereits reduzierte Produktion von Östrogen und Progesteron weiter zurück. Deine Herzfrequenz und dein Blutdruck steigen an. Evolutionär gesehen bist du nun bestens auf echte Gefahren wie den Angriff eines Säbelzahntigers vorbereitet, dabei wartet nur ein übervoller Schreibtisch oder der Wochenendeinkauf auf dich. Wenn dein Körper im Dauerstress den Alarmknopf nicht mehr ausschaltet, erhöht sich das Risiko für Bluthochdruck, Herz-Kreislauf-Erkrankungen, Diabetes, Osteoporose, Infekte, Schlafstörungen oder Depressionen. Nimm deinen Stress also ernst.

Vielleicht weißt oder spürst du schon länger, dass es gut für dich wäre, konsequent auf Stressreduktion zu setzen, aber du hast zu viel zu tun, um dich auch noch darum zu kümmern. Dann sieh es als Investition in deine gesunde Zukunft. Gelassenheit und ein möglichst ruhiger Umgang mit den täglichen Herausforderungen sind neben Schlaf, gesunder Ernährung und viel Bewegung die wichtigsten Bausteine für ein gesundes Älterwerden.

Tipp: Finde heraus, was dich stresst. Welche Menschen, Beschäftigungen oder Strukturen tun dir nicht gut? Diese solltest du möglichst hinter dir lassen. Auch immer für Harmonie zu sorgen, ist nicht dein Job. Verabschiede dich vom Perfektionismus und sage häufiger »Nein«. Du hast so viel geleistet in den letzten Jahren, hast es deinem Partner, den Kindern und vielleicht deiner Schwiegermutter recht gemacht, warst immer für deine Freund:innen und

Kolleg:innen da. Jetzt geht es um dich und deine gesundheitliche Zukunft. Du wirst sehen, dass aus dem »Nein« gegenüber anderen schnell ein »Ja« zur dir selbst wird.

ZEIT FÜR DICH!

Wie gelingt es dir, mehr auf dich zu achten? Hier findest du weitere Ideen für deinen Alltag:

- Nimm dir bewusst Zeit für dich selbst, meditiere oder atme einfach tief und ruhig ein und wieder aus.
- Ein Spaziergang in der Natur beruhigt. Lass dein Handy zu Hause, nimm deine Umgebung bewusst wahr und höre der Natur zu.
- Ätherische Öle entspannen. Trage sie auf die Haut auf oder nimm ein Bad. Vielleicht hörst du dabei beruhigende Musik?
- Iss langsam. Nimm dir 20 Minuten Zeit, um dein Mittag- oder Abendessen in Ruhe zu essen (auch gerne alleine).
- Kreativ sein macht glücklich. Tanzst, singst, schreibst oder malst du gern? Gib deiner kreativen Seite mehr Raum!
- Treffe Freund:innen, um dich auszutauschen und Spaß zu haben und dich verbunden zu fühlen.
- Umarmungen senken unsere Anspannung und den Blutdruck. Sie setzen Glückshormone frei und stellen Nähe her.
- Sei nett zu anderen. Sprich ein paar Worte mit der Verkäufer:in im Supermarkt. Du wirst sehen, wie gut dir das tut. Kleine Aufmerksamkeiten gegenüber anderen machen auch uns glücklich (und die Welt ein wenig besser).

Auch Hypnose kann bei Wechseljahresbeschwerden helfen. Es gibt zwar nur wenige Untersuchungen dazu, aber in Studien konnte ein positiver Einfluss auf Hitzewallungen beobachtet werden, auch der Schlaf verbesserte sich. Konkret reduzierte sich die Frequenz von Hitzewallungen nach fünf Sitzungen um etwa 75 Prozent. Es gibt geführte Hypnosen oder du kannst dich allein bzw. auch mit Online-Unterstützung in eine Hypnose begeben.

Für mehr Entspannung und Gelassenheit kann natürlich auch Yoga sorgen, das seit vielen Jahrhunderten zum Erhalt der psychischen und körperlichen Gesundheit sowie zur Vorbeugung von Krankheiten praktiziert wird. Es gibt darüber hinaus ein spezielles Hormon-Yoga. Es soll therapeutisch wirken und in den Wechseljahren für mehr hormonelle Balance sorgen. Die Studienlage dazu ist allerdings dünn. Wenn du Yoga magst und bereits Erfahrungen damit hast, schadet ein Versuch sicherlich nicht. Besonders, wenn andere Maßnahmen für dich nicht infrage kommen.

Tipp: Viele Krankenkassen bezuschussen das MBSR-Programm oder bieten kostenfreie Onlinekurse zu verschiedenen Entspannungsmethoden an. Nutze diese Möglichkeiten!

2.4 Wenn die Schilddrüse schlappmacht …

»SEITDEM ICH MIT DER HRT BEGONNEN HABE, KLAPPT DIE EINSTELLUNG MEINER SCHILDDRÜSENHORMONE GEGEN HASHIMOTO NICHT MEHR.« (Vivien)

Eine typische Erkrankung, die in den Wechseljahren erstmalig auftritt, ist die Unterfunktion der Schilddrüse (Hypothyreose). Dabei werden zu wenig Schilddrüsenhormone produziert. Besonders tückisch ist, dass viele Beschwerden dieser Erkrankung wie Müdigkeit, Erschöpfung, Gewichtszunahme, trockene Haut, Depressivität und Konzentrationsschwierigkeiten denen der Wechseljahre ähneln – mit der Folge, dass die Störung der Schilddrüse oft nicht erkannt oder falsch behandelt wird. Und es gibt auch die Überfunktion der Schilddrüse – mit Symptomen wie Ängstlichkeit, Haarausfall, Schwitzen, Herzbeschwerden und Schlafstörungen, die dir vielleicht auch bekannt vorkommen. Generell können unbehandelte Fehlfunktionen der Schilddrüse Beschwerden in den Wechseljahren verstärken.

Neben Jodmangel ist die Autoimmunerkrankung Hashimoto-Thyreoiditis eine der Ursachen für die Unterfunktion der Schilddrüse. Frauen sind davon zehnmal häufiger betroffen als Männer. Bei dieser Erkrankung produziert das Immunsystem Abwehrstoffe gegen das eigene Schilddrüsengewebe, das nach und nach immer weniger wird. Diese Fehlfunktion kann dazu führen, dass nicht mehr ausreichend Schilddrüsenhormone gebildet werden. Die Krankheit bricht besonders häufig in hormonellen Umstellungsphasen wie den Wechseljahren aus. In der Perimenopause wird die Störung der Schilddrüse oft durch einen Mangel an Progesteron bzw. durch die Dominanz von Östrogen begünstigt.

Was macht die Schilddrüse?

Die Form der Schilddrüse erinnert an einen Schmetterling. Die lebenswichtige Hormondrüse sitzt vorne in deinem Hals auf der Höhe des Kehlkopfes und erfüllt wichtige Steuerungsfunktionen in deinem ganzen Körper. Sie wird vom Hypothalamus und der Hypophyse angetrieben, um die Schilddrüsenhormone T4 und T3 zu produzieren.[22] Diese Hormone sind an vielen Organfunktionen beteiligt und liefern dir u. a. die Energie, die du gerade brauchst. So wie unsere Eierstöcke kommt aber auch unsere Schilddrüse in die Jahre und arbeitet dann schlechter als zuvor. Außerdem braucht sie für die Hormonproduktion vor allem Jod, Selen und Eisen – daran fehlt es aber häufig: Deutschland gilt mittlerweile als Jodmangelland. Rund 40 Prozent der zwischen 30- und 39-jährigen Frauen sowie 50 Prozent der über 60-jährigen Erwachsenen haben einen Jodmangel. Der Grund ist, dass unsere Böden jodarm sind und zu wenig Lebensmittel mit jodiertem Speisesalz hergestellt werden. Vegetarier- und Veganer:innen sind besonders betroffen, da ihnen auch die Jodzufuhr über Fleisch- bzw. Milchprodukte fehlt. Zudem ist jodiertes Speisesalz aus vielen Haushalten verschwunden, weil sich das Gerücht, dass Menschen mit einer Schilddrüsenunterfunktion besser darauf verzichten sollten, hartnäckig hält.

Beim Selen sieht es nicht viel besser aus. Zur ausreichenden Versorgung mit diesem Spurenelement gibt es zwar bisher nur Schätzungen, aber unsere Böden gelten nicht nur als arm an Jod, sondern auch an Selen, sodass vermutlich bei einem Groß-

22 T4 ist die Abkürzung für das Schilddrüsenhormon Thyroxin, T3 für Trijodthyronin.

teil der Erwachsenen der Bedarf nicht gedeckt wird. Besonders betroffen sind hier erneut: Vegetarier- und Veganer:innen. Einen Eisenmangel kennen ebenfalls viele Frauen in den Wechseljahren, besonders wenn der Zyklus durcheinander ist und Starkblutungen auftreten. Die Bedingungen für eine gesunde Schilddrüsenfunktion in den Wechseljahren sind vor diesem Hintergrund nicht die besten, außerdem reagiert die Schilddrüse generell empfindlich auf hormonelle Umbruchphasen. Die Statistik zeigt, dass rund ein Drittel aller Erwachsenen Probleme mit der Schilddrüse hat, darunter sind mehr Frauen als Männer.

An der Produktion der Schilddrüsenhormone sind verschiedene Organe beteiligt, darunter auch die Leber und der Darm. Beide sind in den Wechseljahren bereits mit dem Abbau des Östrogens beschäftigt. Wenn das nicht gut funktioniert, kommt es zur Östrogendominanz, die du bereits als typisches Problem der Perimenopause kennengelernt hast.

Bei zu viel Östrogen im Blut können die Schilddrüsenhormone nicht da andocken, wo dein Körper sie benötigt, und das verlangsamt deinen Stoffwechsel. Deshalb ist eine Hormonbalance mit genügend Progesteron für die Schilddrüse besonders wichtig. Und Leber und Darm können ihren Job am besten machen, wenn du sie mit einer ausgewogenen Ernährung (viel Gemüse und Probiotika für den Darm, Bitterstoffe und möglichst wenig Alkohol für die Leber) unterstützt. Schließlich mag deine Schilddrüse auch keinen Stress, denn der kann die Umwandlung des freien Schilddrüsenhormons fT4 in die schnellere und stärker wirksame Form fT3 stören.[23]

23 Das »f« bezeichnet die freien Schilddrüsenhormone, sie sind biologisch aktiv und für die Diagnostik wichtiger als die gebundenen Hormone.

Auch die Nebenniere spielt mit

Beim Thema Stress ist es wichtig, eine weitere hormonproduzierende Drüse in den Blick zu nehmen: die Nebenniere. Hier wird nicht nur das Stresshormon Cortisol gebildet, sondern auch ein Teil unseres Testosterons sowie Vorstufen von Östrogen und Progesteron. Wenn die Eierstöcke als Produktionsstätte unserer Sexualhormone versiegen, gewinnen die Nebennieren umso mehr an Bedeutung. Sie arbeiten allerdings am besten, wenn wir wenig Stress haben. Ist das Gegenteil der Fall, hat die Produktion der Stresshormone Vorrang und die der Sexualhormone wird weniger relevant. Deine Nebennieren fühlen sich aber nicht nur bei Entspannung wohl, sie freuen sich auch über B-Vitamine, Vitamin C und Magnesium. Die Aminosäure Thyrosin unterstützt die Funktion der Nebenniere und ist zusammen mit Jod für die Schilddrüse besonders wichtig. Du findest sie in Fleisch, Lachs, Ei, Walnüssen, Erdnüssen, Kürbiskernen, Käse und Quark.

Wird eine Schilddrüsenunterfunktion diagnostiziert und medikamentös behandelt, müssen die Betroffenen in der Regel lebenslang Schilddrüsenhormone (meistens ist das L-Thyroxin) einnehmen. Eine gute Leber- und Darmfunktion verbessert die Aktivierung dieses Hormons. Wenn Hashimoto die Ursache für die Unterfunktion ist, steigt oft die Anfälligkeit für weitere Autoimmunerkrankungen.

Nicht nur die Unterfunktion, auch eine Überfunktion der Schilddrüse muss unbedingt medikamentös behandelt werden, denn sie erhöht das Risiko für Herz-Kreislauf-Erkrankungen, Schlaganfälle, Alzheimer und Osteoporose – und das sind alles Erkrankungen, deren Risiko nach der Menopause ohnehin ansteigt.

Auch eine Hormonersatztherapie hat Einfluss auf die Schilddrüsenhormone und erfordert häufig eine Anpassung der Dosis. Weil Hormone komplex sind und sich gegenseitig beeinflussen, sollte am besten ein paar Wochen nach Beginn einer Schilddrüsentherapie der Hormonstatus überprüft werden.

Du siehst, es ist wichtig, dass du in den Wechseljahren auch an deine Schilddrüse denkst. Wenn eine Hormonersatztherapie nicht richtig funktioniert, könnte dahinter eine noch nicht erkannte Schilddrüsenfunktionsstörung stecken, die leider recht häufig übersehen wird.

Tipp:

Ein Bluttest kann zeigen, ob deine Beschwerden von der Schilddrüse oder den Wechseljahren herrühren. Leider wird bei der Überprüfung der Schilddrüse häufig lediglich der TSH-Wert ermittelt, der allerdings nur wenig aussagekräftig ist. Daher solltest du zusätzlich auch das fT3 und fT4 bestimmen lassen und auch dein Vitamin D und Vitamin B12.[24] Ein kleines Blutbild kann mögliche Entzündungswerte aufzeigen. Bei einer Unterfunktion ist die Körpertemperatur häufig leicht reduziert (dein Wärmehaushalt kann dann nicht mehr so gut aufrechterhalten werden), das lässt sich ganz einfach mit dem Fieberthermometer überprüfen. Wichtig für die Diagnose und die Therapie sind vor allem deine Symptome, da sich die Referenzwerte nicht vereinheitlichen lassen. Zudem ändern sich die Werte, mit denen wir uns wohlfühlen, im Verlauf der Jahre. Eine Ultraschalluntersuchung der Schilddrüse ist ebenfalls sinnvoll – auch zur Kontrolle einer Therapie.

24 Auch der Wert rT3 kann Erkenntnisse über eine Störung der Umwandlung von T4 zu T3 liefern. Die Schilddrüsen-Antikörper TPO-AK, TG-AK und TRAK-AK können weitere Informationen über den Zustand der Schilddrüse liefern. Du musst diese Bluttests allerdings meist aus eigener Tasche bezahlen.

» Wenn man im ›mittleren Alter‹ sagt, hat das oft so etwas Graues (…). Dabei steckt man gerade da mittendrin, im dicksten Teil des Lebens. «

GRETA GERWIG,
US-AMERIKANISCHE REGISSEURIN

KAPITEL 3

Gamechanger Ernährung

Es gibt eine weitere Quelle für mehr Wohlbefinden in den Wechseljahren – und du kannst sie jederzeit und überall für dich nutzen: In unserer Ernährung liegt ein großer Hebel, um nicht nur typische Symptome der Wechseljahre zu verbessern, sondern auch die richtigen Voraussetzungen für ein gesundes und langes Leben zu schaffen.

Es gibt viele Gründe für die Anpassung deiner Essensgewohnheiten. Ganz oben steht bei den meisten Frauen der Wunsch, Gewicht zu verlieren. Fast alle Frauen nehmen in den Wechseljahren automatisch zu, wenn sie ihre Ernährung nicht verändern. Mach dir um ein paar Kilogramm mehr keinen großen Kopf und sei milde mit dir. Damit bist du nicht alleine! Unsere Körper verändern sich und dafür sind die Hormone verantwortlich. Viele Frauen können sich damit allerdings nicht anfreunden, was vor allem an den gängigen Schönheitsidealen liegt. Wichtig zu wissen ist auch, dass der Meno-Bauch verschiedene gesundheitliche Risiken birgt, darum geht es später. Du sollst dich jedenfalls nicht kasteien und auch keine klassische Diät anfangen – da gibt es bessere Möglichkeiten, um Pfunde zu verlieren, die deinen Körper auch viel weniger stressen.

Zurück zu den Potenzialen: Die richtige Ernährung kann auch für eine größere hormonelle Balance sorgen. Du hast bereits im Kapitel über die pflanzlichen Arzneimittel gehört, dass auch sie hormonähnliche Wirkstoffe enthalten. Das gleiche gilt für viele Gemüsesorten. Du kannst also mit deiner Nahrung gezielt deine hormonelle Situation unterstützen – und so leichte Beschwerden lindern.

Tatsächlich unterschätzen wir aber häufig den Einfluss einer gesunden Ernährung. Außerdem erscheint sie vielen zu kompliziert, wir haben zu wenig Zeit zum Kochen oder einfach keine Lust. Dabei ist das alles kein Hokuspokus und auch keine Raketenwissenschaft. Viele Frauen wissen ungefähr, welche Ernährung »gesund« ist. Ich hoffe, dass du ein paar Aha-Momente erleben wirst, wenn du erfährst, was dein Körper in den Wechseljahren besonders braucht und wie du mit kleinen Anpassungen viel für deine Gesundheit erreichen kannst. Denn die Potenziale einer gesunden Ernährung und Veränderungen im Lebensstil sind groß – sie wirken sich positiv auf unsere Lebensqualität aus und können uns vor vielen Erkrankungen schützen. Sie sind die wichtigsten Bausteine für unsere Gesundheit heute, aber auch in der Zukunft.

3.1 Gemüse wird zum Hauptgericht

»SEITDEM ICH AUCH MEINEN MANN DAZU BEKOMMEN HABE, MEHR GEMÜSE ZU ESSEN, GEHT ES UNS BEIDEN BESSER.« (Ira)

Unser Stoffwechsel wird in den Wechseljahren langsamer, wir verbrennen weniger Energie. Wir brauchen also – theoretisch – weniger Kalorien. Aber du solltest deine Portionen gar nicht groß reduzieren, sondern vor allem anders essen. Eine der wichtigsten Veränderungen ist, dass Gemüse zum Hauptgericht wird. Du musst keine Vegetarierin oder Veganerin werden, aber der Anteil an Gemüse in deiner Ernährung sollte deutlich steigen (sofern er nicht schon sehr hoch ist). Das liegt an den vielen wichtigen Vitaminen, Mineralien und Ballaststoffen, aber auch an den sogenannten »sekundären Pflanzenstoffen«. Diese sind so etwas wie die Kirschen auf der Torte: Sie haben Einfluss auf eine Vielzahl von Stoffwechselprozessen, ihnen werden präventive Effekte auf verschiedene Erkrankungen und eine Linderung von Wechseljahresbeschwerden zugeschrieben: So zeigen verschiedene Studien, dass eine Ernährung mit viel Gemüse (vegan, vegetarisch, mit Fisch oder mit sehr wenig Fleisch) sich positiv auf Hitzewallungen und nächtliches Schwitzen auswirkt und auch weitere Symptome der Wechseljahre wie psychische Beschwerden lindern kann.

Weil viele sekundäre Pflanzenstoffe antioxidativ, also entzündungshemmend, wirken und deine Zellen schützen, kannst du mit einer gemüsereichen Ernährung schädliche Prozesse in deinem Körper in Schach halten. Eine antioxidative Ernährung ist für uns sehr vorteilhaft, da unser Körper im Alter ständig leicht entzündet ist, was vermutlich mit angesammelten alten und absterbenden Zellen zusammenhängt. Unser Abwehrsystem ist damit im Dauereinsatz und braucht Unterstützung, denn chronische Entzündungsprozesse sind der Auslöser für zahlreiche Krankheiten im Alter wie Diabetes, Arteriosklerose, Krebs und Alzheimer.

Mit sekundären Pflanzenstoffen kannst du also deinen ganzen Organismus stärken: Sie stecken in Gemüse und Obst, aber auch in Hülsenfrüchten sowie in Vollkornprodukten. Phytoöstrogene wie die bereits erwähnten Isoflavone und Lignane zählen dazu, aber auch Carotinoide (färben Tomaten, Karotten und Kürbisse), Flavonoide (in vielen Obstsorten sowie in Kakao und Rotwein enthalten) sowie viele weitere. Gründlich erforscht sind die Wirkungen bisher nicht, und alle relevanten sekundären Pflanzenstoffe sind auch noch gar nicht bekannt. Trotzdem besteht Einigkeit, dass sie beileibe nicht »sekundär« sind, sondern eine Hauptrolle in deiner Ernährung spielen sollten.

In vielen Beobachtungsstudien wurden die positiven Effekte einer gemüsereichen Ernährung untersucht. Solche Beobachtungsstudien können zwar kein Ursache-Wirkung-Prinzip belegen, aber einen Zusammenhang aufzeigen. Hier einige Vorteile einer vegetarischen, veganen oder pflanzenbasierten Ernährung (meist in Kombination mit Vollkornprodukten):[25]

- Senkung des Brustkrebsrisikos um 14 Prozent
- Signifikante Reduktion weiterer Krebsrisiken
- Geringeres Risiko für verschiedene Alterserkrankungen durch geringeres Gewicht

25 Siehe American Journal of Lifestyle medicine, Volume 16 Issue 4, July-August 2022

- Reduzierung des LDL-Cholesterins (Risikomarker für Herz-Kreislauf-Erkrankungen)
- Reduktion des Diabetes Typ 2-Risikos um 34 Prozent
- Reduktion des Alzheimerrisikos (in Kombination mit körperlichen, geistigen und sozialen Aktivitäten)
- Geringeres Risiko für einen schweren Coronaverlauf

Eine pflanzenbasierte Ernährung stärkt unsere Gesundheit nachhaltig, bei einer rein veganen kann allerdings deine Knochengesundheit leiden. Auch kommen ein Mangel an Vitamin D, bei den B-Vitaminen sowie ein Eisenmangel häufiger vor.

Gemüse – aber welches?

> »ICH HABE ZU VIEL SPASS AM EINKAUFEN UND KOCHEN, DAS SIEHT MAN AUF DER WAAGE.«
> (Natalie)

Mach deine Ernährung nicht zu kompliziert. Jedes Gemüse ist gut, am besten natürlich möglichst regional und in Bioqualität. Achte vor allem auf Abwechslung. Die Empfehlung lautet, dass du in der Woche rund 30 verschiedene Gemüsesorten essen solltest. Das klingt herausfordernd? Ganz einfach ist es nicht, aber auch Hülsenfrüchte sind Gemüse und Obst, Nüsse sowie Kräuter darfst du auch mitzählen. Es geht darum, dass jedes Gemüse spezifische Inhaltsstoffe hat, die deine Darmbakterien füttern, und je bunter dein Teller ist, desto besser. Dabei soll Gemüse etwa die Hälfte deines Tellers füllen. Daneben machen sich je zu einem Viertel gesunde Proteine und komplexe Kohlenhydrate gut. Dazu ein paar gesunde Fette – und du holst das Beste aus deiner Ernährung heraus!

Jetzt zur wichtigsten Zutat, dem Gemüse: Wenn du die Wahl hast, sollten Kreuzblütler ganz oben auf deiner Liste stehen. Dazu zählen alle Kohlsorten, egal ob Grün-, Rot-, Weiß- oder Schwarzkohl, Blumenkohl, Brokkoli, Rosenkohl, Wirsing oder Spitzkohl. Wenn einige davon regelmäßig den Weg auf deinen Teller finden, ist das super. Die Kreuzblütler sind besonders gut für deine Darmgesundheit, sie sind ballaststoffreich, machen satt, regulieren deinen Blutzuckerspiegel und schützen dein Herz. Das enthaltene Kalzium ist zudem für deine Knochen wichtig.

Einen Ehrenplatz auf deinem Teller sollte Brokkoli bekommen, der für seine gesundheitsförderlichen Eigenschaften bekannt ist. Brokkoli enthält unter anderem besonders viel vom sekundären Pflanzenstoff Sulforaphan. Dieser ist gut untersucht, soll gegen aggressive Krebszellen wirken sowie Entzündungen hemmen. Sulforaphan ist ein Senföl (schmeckt daher leicht bitter), und ist auch in anderen Kohlsorten, Radieschen und Rucola enthalten. Brokkolisprossen sind ebenfalls eine gute Idee, sie sind noch reicher an Sulforaphan und können aufgrund der entzündungshemmenden Eigenschaften bei Gelenkschmerzen unterstützen.

Kohlsorten enthalten weitere sekundäre Pflanzenstoffe, darunter auch Phytoöstrogene wie Lignane. Diese können wie die Isoflavone im Soja mit deinen Östrogenrezeptoren interagieren und dadurch entweder die Aktivität der körpereigenen Östrogene nachahmen oder auch blockieren. Bisher weiß man allerdings nicht, wie viel du davon essen musst, um überhaupt eine Wirkung für deine hormonelle Balance zu erzielen. Daher probiere einfach aus, ob sie dir helfen. Eine Wirkung bei starken Beschwerden darfst du aber nicht erwarten, dafür ist die Menge an Phytoöstrogenen, die du mit der Nahrung aufnimmst, zu gering.

Neben den Kreuzblütlern lohnt es sich, beim Einkaufen auch nach dunklem Gemüse Ausschau halten. Dieses enthält sogenannte Anthocyane und ist besonders nährstoffreich. Spinat und Salate wie Rucola oder andere dunkle Blattsalate machen sich daher ebenfalls gut auf deinem Teller.

Außerdem ist alles, was bitter oder scharf schmeckt, gut für deine Gesundheit. Dazu erfährst du später noch mehr. Und denke auch an Kräuter, Gewürze, Zwiebeln und Knoblauch! Die sorgen für eine Extraportion Vielfalt und lassen dein Essen natürlich besser schmecken.

Tipp:

Mach dir nicht zu viele Gedanken, welches Gemüse du essen solltest. Solange dein Teller bunt und abwechslungsreich aussieht, ist das die beste Orientierung.

3.2 Gegoren ist gesund

»MEINE STIMMUNGSSCHWANKUNGEN BRINGEN MICH AUS DER FASSUNG.« (Susanne)

Es gibt noch weitere Lebensmittel, die in den Wechseljahren und für deine Gesundheit im Alter ebenfalls besonders wertvoll sind, dazu gehören unbedingt fermentierte Produkte. Fermentieren ist ein natürlicher und jahrtausendealter Gärprozess, mit dem Lebensmittel haltbar gemacht werden. Weil diese dabei nicht erhitzt werden, bleiben alle Vitamine und andere wichtige Inhaltsstoffe enthalten. Außerdem entstehen beim Prozess der Fermentierung Probiotika, die gut für deinen Darm sind. Denn auch der ist von den hormonellen Veränderungen betroffen und wird träger. Fermentierte Lebensmittel sorgen für eine leichtere Verdauung, verhindern Blähungen und sollen den Stuhlgang normalisieren. Darüber hinaus wirken sie antientzündlich und entgiftend, senken den Cholesterinspiegel und erleichtern die Aufnahme von Eisen und Vitamin B – mit denen du in den Wechseljahren oft nicht gut versorgt bist.

Ein Beispiel für ein tolles fermentiertes Gemüse ist Sauerkraut. Die guten Eigenschaften von Kohl kennst du bereits, beim Sauerkraut triffst du auf viel Vitamin C und Vitamin B6, aber auch auf Ballaststoffe und Milchsäurebakterien, über die sich dein Darm besonders freut. Sauerkraut ist außerdem kalorienarm und sättigt gut.

Die positiven Erfahrungen mit Sauerkraut reichen weit bis in die Antike zurück: Bereits damals wurde Kohl monatelang konserviert, ohne dass die Nährstoffe verloren gingen. Angeblich sollen ganze Schiffsmannschaften nur dank vieler Fässer Sauerkraut überlebt haben. Denn dadurch konnten sie ausreichend mit Vitaminen versorgt und vor Skorbut geschützt werden.

Aber selbst, wenn du Sauerkraut magst, wirst du kaum jeden Tag darauf Appetit haben. Zum Glück gibt es weitere fermentierte Lebensmittel, die du in deinen Alltag einbauen kannst. Darunter Apfelessig, Kombucha, Natur- oder Kokosjoghurt, Rohmilchkäse, Kefir, Tofu oder auch Matjes-Hering. Und frag deine Bäcker:in nach Sauerteigbrot, das ist ebenfalls fermentiert und macht es deinem Körper leichter als andere Brote, Nährstoffe aufzunehmen. Wenn du Soja magst, freut sich deine Darmflora außerdem über Natto, Tempeh, Miso, Sojajoghurt und Sojasauce. Wichtig zu wissen: Nur die nicht erhitzten und nicht pasteurisierten fermentierten Lebensmittel wirken dabei probiotisch (unterstützen also deine Darmgesundheit mit lebenden Mikroorganismen).

Tipp 1:

Hast du schon mal Kimchi probiert? Das ist ein asiatisches Gericht, das unter anderem fermentierten Chinakohl, Ingwer, Knoblauch und andere Gemüsesorten enthält. Mit zahlreichen Vitaminen, Ballaststoffen und probiotischen Bakterien gilt es als eines der gesündesten Lebensmittel überhaupt.

Tipp 2:

Einige Menschen schwören darauf, jeden Morgen ein Glas Wasser mit zwei Esslöffeln Apfelessig (rohen statt pasteurisierten) zu trinken. Das ist Geschmackssache, aber mit Sicherheit ein guter Start in den Tag.

3.3 Deine Leber mag es bitter

»ICH HAB MEINE ERNÄHRUNG SCHON VOR EINIGEN JAHREN UMGESTELLT, MEIN HEUSCHNUPFEN UND MEINE MIGRÄNE WURDEN DADURCH AUCH BESSER!« (Nicole)

Eine gute Zutat fehlt noch – und das sind die Bitterstoffe. Leider mögen wir meist nicht, was bitter schmeckt. Das ist schade, denn Bitterstoffe können unsere Verdauung und unseren Stoffwechsel großartig unterstützen. Weil sie den Heißhunger auf Süßes reduzieren, können sie auch beim Abnehmen helfen.

Kennst du die alte Volksweisheit: »Bitter im Mund macht den Magen gesund«? Die zeigt, wofür Bitterstoffe traditionell eingesetzt wurden. Sie regulieren den Säuregehalt im Magen und können so die Übersäuerung unseres Körpers ausgleichen. Darüber hinaus sorgen sie für eine gut funktionierende Leber und helfen bei der Entgiftung, was für ein hormonelles Gleichgewicht besonders wichtig ist. Denn deine Leber hat während der Wechseljahre besonders viel zu tun: Sie ist dein zentrales Stoffwechselorgan, das unter anderem dafür sorgt, Nährstoffe in nutzbare Stoffe umzuwandeln, zu speichern und bei Bedarf wieder in den Blutkreislauf abzugeben. Außerdem kümmert sie sich darum, schlechte Stoffe möglichst rasch auszuscheiden. Deine Leber ist aber auch am Ab- und Umbau von verschiedenen Hormonen wie Östrogen und Testosteron beteiligt. Wenn sie zu viel mit anderen Aufgaben (wie etwa dem Abbau von Alkohol) zu tun hat, fehlt es an Ressourcen für die Sexualhormone. Das kann dann Hormonstörungen wie eine Östrogendominanz verursachen.

Eine gut funktionierende Leber ist daher in den Wechseljahren besonders wichtig, und du kannst sie mit Bitterstoffen stärken. Diese stecken in vielen Kräutern wie Schafgarbe, Mariendistel, Löwenzahn, Hopfen, Wermut, aber auch in Gemüse wie Chicorée, Artischocken, Endiviensalat, Brokkoli, Rosenkohl, Kohlrabi, Fenchel, Rucola und Radicchio. Du merkst ohnehin schnell, was Bitterstoffe enthält, weil diese Lebensmittel einfach bitter schmecken. So ist auch Grapefruit reich an Bitterstoffen. Wir schmecken diese Stoffe übrigens sofort, weil das unsere Vorfahren vor dem Verzehr giftiger Pflanzen geschützt hat.

Leider sind Gerichte mit Bitterstoffen fast völlig von unserem Speiseplan verschwunden. Aufgrund der positiven Eigenschaften für unsere Gesundheit ist es höchste Zeit für ein Revival!

Tipp: Bittertropfen sind eine einfache Möglichkeit, deinen Körper mit Bitterstoffen zu versorgen. Es dauert ein wenig, bis du dich an den Geschmack im Mund gewöhnt hast. Falls du sie gar nicht magst, gibt es auch Kapseln, die neutral schmecken. Du kannst dir auch einen Tee kochen, die Menge an Bitterstoffen ist da aber geringer.

3.4 Wechseljahre sind Proteinjahre

»ICH ACHTE MITTLERWEILE BEI (FAST) JEDER MAHLZEIT DARAUF, DASS GENÜGEND PROTEIN DABEI IST.« (Karoline)

Zu den sogenannten Makronährstoffen zählen neben Kohlenhydraten und Fetten auch Proteine. Dein Körper braucht sie also unbedingt – und ganz besonders in den Wechseljahren. Das liegt zum einen daran, dass dein Körper Proteine nicht mehr so effizient wie früher verstoffwechseln und nutzen kann. Proteine sind aber auch für deine Blutzuckerbalance und deinen Muskelaufbau ganz besonders wichtig: Jahr für Jahr verlierst du immer mehr Muskelmasse, das beginnt bereits etwa mit 30 Jahren und wird im Alter nicht besser. Du brauchst Muskeln nicht nur, weil sie deine Knochen schützen (Stichwort: Osteoporose) und damit du schwere Dinge heben kannst (Stichwort: selbstbestimmt leben). Muskeln haben eine weitere wichtige Aufgabe: Sie verbrauchen Energie. Wenn du wenig Muskeln hast (wie die meisten Frauen in den Wechseljahren) und diese nicht beanspruchst (weil du viel sitzt), reduziert das deinen Grundumsatz – du verbrennst weniger Energie und nimmst automatisch an Gewicht zu. Du musst also in den Wechseljahren mehr Muskelmasse aufbauen (mehr dazu im Kapitel 4), aber das gelingt nur mit einer ausreichenden Proteinversorgung.

Was sind Proteine bzw. Eiweiße eigentlich? Das Weiße im Ei gab dem »Eiweiß« seinen Namen (auch wenn das Gelbe im Ei mehr Eiweiß enthält). Dabei handelt es sich um langkettige Aminosäuren, von denen dein Körper einige nicht allein herstellen kann. Du musst sie also über deine Nahrung zu dir nehmen. Darunter sind beispielsweise Isoleucin und Leucin, beide sind wichtig für den Muskelaufbau, Lysin, das die Zellteilung und das Knochenwachstum fördert, Valin, das den Blutzuckerspiegel reguliert, und Tryptophan, das für seine stimmungsaufhellende, beruhigende Wirkung und den Einfluss auf einen guten Schlaf bekannt ist.

Proteine sind an zahlreichen lebenswichtigen Prozessen im Körper beteiligt, vor allem bauen sie neue Zellen auf oder reparieren geschädigte. Und sie sind nicht weniger als der wichtigste Baustoff für deine Muskeln. Wenn Eiweiß in deiner Ernährung fehlt, stellst du dir also selbst ein Bein beim Aufbau von Muskelmasse, die du sowohl für ein gesundes Älterwerden als auch für eine Gewichtsabnahme unbedingt brauchst. Dafür eignet sich eine eiweißreiche Ernährung besonders gut, weil Proteine satter machen als Kohlenhydrate. Wenn du häufig Heißhunger hast, kann das ein Signal deines Körpers sein, dass er noch nicht genügend Protein und Nährstoffe für den Tag bekommen hat oder mehr Mineralien aus Wasser benötigt. Du könntest also versuchen, stärker auf eiweißreiche Mahlzeiten und mineralstoffreiches Wasser zu setzen. Am wichtigsten ist dabei die erste Mahlzeit des Tages: Sie sollte mindestens 30 Gramm Protein oder noch mehr enthalten. Und wenn du dich auch den Rest des Tages gut mit Protein versorgst, werden die Heißhungerattacken meist automatisch weniger.

Proteine ja, aber welche?

Bei Proteinen denkst du vermutlich vor allem an Quark, Eier und Fleisch. Es gibt aber auch viele Proteine pflanzlicher Herkunft – und diese sind gesünder. Dagegen steht der Verzehr von viel tierischen Proteinen im Verdacht, den Blutdruck und das Risiko für Diabetes zu erhöhen. Für pflanzliche Proteine gilt das Gegenteil. Wenn du mal davon hörst, dass Proteine nicht gesund sind, dann bezieht sich das auf die tierischen Proteine. Eine Harvard-Studie konnte sogar zeigen, dass du beim Verzehr von überwiegend pflanzlichen Proteinen mit einem längeren Leben rechnen darfst.

Die große Nurses Health Study – das ist eine seit 1976 in den USA laufende Studie mit mehr als 200.000 Frauen, die im Gesundheitsbereich arbeiten und regelmäßig zu ihrer Ernährung und ihrem Lebensstil befragt werden – konnte ebenfalls die Überlegenheit pflanzlicher Proteine zeigen: Die Frauen, die ausreichend Eiweiß aus Pflanzen zu sich nahmen, hatten eine fast 50 Prozent höhere Wahrscheinlichkeit, gesund zu altern – im Vergleich zu Frauen, die nicht auf ihren Eiweißbedarf achteten. Bei Frauen, die ausreichend tierisches Protein aßen, war der Anteil etwas geringer, aber sie lebten gesünder als Frauen, die insgesamt zu wenig Proteine zu sich nahmen. Ein hoher Eiweißkonsum ist für ein gesundes Älterwerden also wirklich wichtig.

Die Nurses Health Study zeigte einen weiteren Benefit von pflanzlichen Proteinen: Frauen mit einem hohen Anteil in ihrer Ernährung hatten ein geringeres Risiko für eine vorzeitige Menopause. Das ist ein Vorteil, denn je später du in die Menopause kommst, desto länger wird dein Körper mit ausreichend Östrogen und Progesteron versorgt, die deine Gesundheit unterstützen.

Wie sieht dein tatsächlicher Bedarf aus?

Die Deutsche Gesellschaft für Ernährung (DGE) empfiehlt täglich 0,8 Gramm Protein je Kilogramm Körpergewicht. Viele kritisieren, dass dieser Wert zu niedrig ist. So erfordert bereits die Verhinderung des altersbedingten Abbaus der Skelettmuskulatur eine tägliche Eiweißaufnahme von mindestens 1,0 Gramm pro Kilogramm Körpergewicht. Deshalb liegt der Bedarf bei älteren Menschen und wenn du viel Sport treibst, eher bei etwa 1,5 Gramm Eiweiß. Wenn du 65 Kilogramm wiegst, sind das also etwa 100 Gramm Eiweiß pro Tag, aber gerne auch mehr. Es ist gar nicht so einfach, auf diese Menge zu kommen. Wenn du die Proteinzufuhr über mehrere Mahlzeiten verteilst, verträgt das dein Körper besser.

Tierisches Eiweiß findest du in Fisch, Fleisch, Eiern und Milchprodukten. Sie enthalten viel Eiweiß, aber meist auch viel Fett, und zwar die gesättigten Fettsäuren, die gern als »schlechtes Fett« bezeichnet werden, weil sie das Risiko für Herz-Kreislauf-Erkrankungen und Diabetes erhöhen sollen. Allerdings werden diese pauschalen Aussagen mittlerweile infrage gestellt, denn es gibt verschiedene gesättigte Fettsäuren, die nicht alle in einen Topf geworfen werden können. Trotzdem solltest du bei den tierischen Produkten vor allem den Fettgehalt im Blick behalten.

Gute pflanzliche Eiweißquellen sind alle Kerne und Saaten. Auch wenn du sie vielleicht eher nebenbei über dein Müsli streust, solltest du ihre große Wirkung nicht unterschätzen. Von allen Saaten haben Hanfsamen mit 30 Gramm auf 100 Gramm den höchsten Eiweißgehalt. Außerdem enthalten sie alle essenziellen Aminosäuren. Aber auch Nüsse und Hülsenfrüchte wie Linsen, Kichererbsen, Bohnen, Erbsen, Lupinen oder Sojaprodukte sind wertvolle Eiweißlieferanten. Getreide und Pseudogetreide wie Wildreis, Dinkel, Hafer, Hirse, Amaranth und Quinoa sind ebenfalls proteinreich. Wenn du dich vegan ernährst, solltet du mehrmals täglich Hülsenfrüchte in deine Mahlzeiten einplanen, sonst kannst du schnell in ein Eiweißdefizit rutschen. Eine Kombination von Getreide und Hülsenfrüchten, zum Beispiel Vollkornbrot mit einem Hummusaufstrich, ist eine gute Idee, da sich die verschiedenen Aminosäuren hervorragend ergänzen.

Soja – ja oder nein?

Immer wieder wird diskutiert, ob Soja gesundheitsschädlich oder gar krebsfördernd ist. Beobachtungsstudien zeigen, dass dies nicht der Fall ist und der gesundheitliche Nutzen von Sojalebensmitteln wie Tofu, Sojamilch und fermentierten Sojaprodukten überwiegt. Ein moderater Verzehr von Lebensmitteln aus Soja gilt auch für Frauen mit Brustkrebs als unbedenklich. Nahrungsergänzungsmittel auf Sojabasis mit isolierten Isoflavonen sind dagegen umstritten.

Von allen Hülsenfrüchten enthalten Sojabohnen die meisten Proteine (darunter sämtliche essenzielle Aminosäuren!), deshalb sollten sie regelmäßig auf deinem Speiseplan stehen. Außerdem stecken viele weitere gesunde Inhaltsstoffe wie Vitamin B, Magnesium, Eisen sowie gesunde Fette (Omega-3-Fettsäuren) in den Bohnen.

Roh schmecken Sojabohnen nicht, aber sie werden durch zahlreiche Zubereitungsarten genießbar. Immer beliebter wird beispielsweise Edamame; du bekommst die unreifen, aber gekochten und gesalzenen »Bohnen in der Schale« längst nicht mehr nur als Vorspeise im Restaurant, sie sind häufig Bestandteil einer Bowl, und du kannst sie auch im Glas oder tiefgefroren im Supermarkt kaufen. Weitere gesunde Sojaprodukte hast du bereits bei den fermentierten Lebensmitteln kennengelernt.

Generell ist es besser, auf Sojabohnen aus dem europäischen Raum zurückzugreifen, da diese gentechnisch nicht verändert werden. Außerdem müssen sie nicht die weite Reise aus Asien zu dir auf den Teller antreten.

Tipp:

Die meisten Frauen essen zu wenig Eiweiß, das trifft besonders auf Vegetarierinnen und Veganerinnen zu. Deshalb sind vielleicht diese Produktalternativen für dich interessant: In gut sortierten Supermärkten sind mittlerweile viele Mehle aus Hülsenfrüchten erhältlich, die sich zum Kochen und Backen eignen (besonders eiweißreich ist Lupinenmehl und -schrot). Ebenso gibt es Nudeln aus Kichererbsen, Linsen oder Erbsen, deren Proteingehalt um das Doppelte bis Dreifache höher ist als der von Nudeln aus

Hartweizengrieß. Sie sind zwar teurer, aber vielleicht kannst du die klassischen Nudeln gelegentlich durch die eiweißreiche Variante ersetzen. Und wenn du nur wenig Appetit hast oder merkst, dass du über deine Ernährung deinen Eiweißbedarf nicht zufriedenstellend decken kannst, streue Proteinpulver über dein Müsli oder füge es beim Kochen oder Backen hinzu. Auch Kapseln mit essenziellen Aminosäuren (EAA) oder ein entsprechendes Pulver sind eine gute Ergänzung und können besonders effizient von deinem Körper aufgenommen werden.

3.5 Die richtigen Fette machen nicht fett

»DURCH DIE UMSTELLUNG MEINER ERNÄHRUNG HABE ICH SO VIEL NEUE ENERGIE GEWONNEN!« (Gaby)

Du bist wahrscheinlich auch mit der Überzeugung aufgewachsen, dass »Fett fett macht«. Lange Zeit galt die Faustregel, dass man nicht mehr als 30 Gramm Fett pro Tag essen sollte, und viele Jahre eroberten »Light«-Produkte mit fettreduzierten Zutaten die Supermärkte. Mittlerweile ist bekannt, dass das fettarme Essen nicht dünner und gesünder macht, sondern eher dicker und kränker.

Generell unterscheidet man zwischen zwei verschiedenen Fetten: den gesättigten Fettsäuren und den ungesättigten Fettsäuren. Vereinfacht gesagt gelten die gesättigten als eher ungesund und die ungesättigten als sehr gesund – allerdings mit der Einschränkung, dass es dabei auch auf die Herstellung der Lebensmittel und die Qualität der Fette ankommt.

Gesättigte Fettsäuren können deinen Cholesterinspiegel erhöhen und sind damit wieder einer der Risikofaktoren für Herz-Kreislauf-Erkrankungen sowie für Diabetes. Du findest sie in tierischen Lebensmitteln wie Fleisch, Eiern oder Milchprodukten. Da sie auch Aufgaben in deinem Körper erfüllen, solltest du sie aber nicht ganz von deinem Speiseplan streichen, sondern lieber nur in Maßen genießen und vor allem auf die Herkunft achten. Denn ein Weiderind vom Biohof um die Ecke und ein Schwein aus der Massentierhaltung sind zwei Paar Schuhe. Das Gleiche gilt für Milchprodukte. Und auch Bio-Eier von Tieren aus Freilandhaltung, die gutes Futter erhalten, enthalten zwar gesättigte Fette, diese haben aber keine negativen Auswirkungen auf den Cholesterinspiegel. Verarbeitetes Fleisch wie Wurst und Schinken solltest du generell meiden, der Genuss dieser Lebensmittel erhöht nachgewiesenermaßen dein Sterberisiko. Bei den Milchprodukten ist die Weidehaltung wichtig, außerdem macht Fermentieren (Joghurt, Kefir) oder langes Reifen (beim Käse) sie gesünder. Wenn du keine Kalorien sparen willst, musst du dabei nicht auf Magerprodukte zurückgreifen, denn Fett ist ein Geschmacksträger und verbessert die Aufnahme fettlöslicher Vitamine, wie beispielsweise Vitamin D. Richtig ungesund sind frittierte Lebensmittel wie Chips, Pommes oder auch Fertigpizza aufgrund der sogenannten Transfette, die bei starker und mehrfacher Erhitzung entstehen.

Die ungesättigten Fettsäuren sind für viele Vorgänge im Körper wichtig. Außerdem wirken sie sich positiv auf das Herz-Kreislauf-System aus, können den Cholesterinspiegel senken und Entzündungen reduzieren.

Bei den ungesättigten Fettsäuren unterscheidet man zwischen einfach und mehrfach ungesättigten: Einfach ungesättigte Fettsäuren stecken vor allem in Nüssen, Avocados, pflanzlichen

Ölen, wie zum Beispiel Olivenöl. Die wichtigsten mehrfach ungesättigten Fettsäuren sind die Omega-6- und Omega-3-Fettsäuren. Omega-6 findest du zum Beispiel in Distel- und Sonnenblumenöl, Sesam, Hanfsamen und Fleisch, Omega-3 in fettem Fisch oder Algen, Leinöl und Leinsamen, Chiasamen sowie in Walnüssen. Weil dein Körper die mehrfach ungesättigten Fettsäuren nicht selbst herstellen kann, musst du sie mit der Nahrung aufnehmen.

Omega-3-Fettsäuren haben einen besonders positiven Einfluss auf die Herzfunktion und die Blutfettwerte. Außerdem fördern sie die Durchblutung, halten den Blutdruck stabil, unterstützen die Funktion von Gehirn und Nerven sowie die Sehkraft. Also alles, was wir beim Älterwerden gut gebrauchen können!

Die Omega-3-Fettsäuren können ihre gesundheitliche Wirkung allerdings nur entfalten, wenn deine Ernährung nicht zu viele Omega-6-Fettsäuren enthält. Im besten Fall liegt das Verhältnis von Omega-6- zu Omega-3-Fettsäuren zwischen 1 : 1 bis 5 : 1. Die Wirklichkeit sieht allerdings anders aus: Weil wir meist deutlich mehr Omega-6 als Omega-3 zu uns nehmen, ist es durchschnittlich eher bei 15 : 1.

Olivenöl enthält nur wenig Omega-3-Fettsäuren, Rapsöl hat mehr davon. Trotzdem ist Olivenöl sehr gesund, aber vielleicht ergänzt du es in deiner Küche mit Walnuss- oder Leinöl, damit du gut mit Omega-3 versorgt bist.

Beim Omega-3 ist auch die Zusammensetzung wichtig: Es enthält drei verschiedene Fettsäuren, die sich hinter diesen Abkürzungen verbergen: ALA, DHA und EPA[26]. Die letzten beiden stecken nur in Meerestieren und Algen sowie in daraus produzierten Ölen. Die positiven Wirkungen auf unsere Gesundheit verdanken wir in erster Linie DHA und EPA. Die ALA, die in pflanzlichen Quellen zu finden ist, spielt dabei eine unterge-

26 Alphalinolensäure, Docosahexaensäure und Eicosapentaensäure

ordnete Rolle, weil dein Körper sie erst in DHA und EPA umwandeln muss, bevor sie ihre Wirkung entfalten kann. Wenn du also nicht richtig viel Fisch isst – was für viele auch aufgrund der Schadstoffbelastung nicht mehr infrage kommt –, ist es eine gute Idee, regelmäßig ein Fisch- oder (geschmacksneutrales) Algenöl einzusetzen. Die darin enthaltenen Omega-3-Fettsäuren sind dann direkt wirksam.

Auch wenn du die Omega-3-Fettsäuren pflanzlichen Ursprungs weniger gut nutzen kannst, sind diese trotzdem für deine Ernährung wichtig. Nehmen wir zum Beispiel Nüsse: der ideale Snack für zwischendurch in den Wechseljahren. Sie enthalten vor allem Ballaststoffe, B- und E-Vitamine, Mineralstoffe wie Kalium, Natrium, Magnesium und Phosphor sowie sekundäre Pflanzenstoffe und machen aufgrund ihres hohen Fett- und Proteingehalts sehr satt. Auch dein Darm freut sich über diesen Snack. Und nicht zu vergessen: Nüsse sind Brainfood und können dir bei Konzentrationsschwierigkeiten helfen. Die bereits erwähnte Nurses Health Study konnte sogar eine höhere Lebenserwartung für Frauen, die ein- bis zweimal pro Woche einige Walnüsse essen, nachweisen!

Tipp:

Du kannst mit einer Fettsäureanalyse dein individuelles Omega-6/3-Verhältnis und deinen Omega-3-Index bestimmen lassen. Entweder als Bluttest bei deiner Ärzt:in oder als Selbsttest für zu Hause.

3.6 Bye, bye Zucker

»SEITDEM ICH WENIGER EINFACHE KOHLENHYDRATE ESSE, GEHT ES MEINEN GELENKEN BESSER!« (Karin)

Dass Zucker nicht gesund ist, ist nichts Neues. Aber wusstest du, dass du in den Wechseljahren sensibler auf Zucker reagierst? Dabei ist es fast egal, welchen Zucker du isst: Nicht nur der weiße Haushaltszucker, sondern auch Ahornsirup, Agavendicksaft, Honig und Fruchtzucker lassen deinen Blutzuckerspiegel steil nach oben steigen. Das Gleiche gilt für Weißmehl, Fast Food und Fertigprodukte, in denen Zucker oft versteckt ist. Es sind mehr als 60 verschiedene Bezeichnungen für Zucker auf Lebensmitteln erlaubt, da kannst du schnell den Überblick verlieren.

Das Problem bei einfachen Kohlenhydraten, zu denen auch Zucker gehört, ist, dass du in den Wechseljahren gefährdeter für eine Insulinresistenz bist. Zum Hintergrund: Wenn du etwas isst, steigt dein Blutzucker und deine Bauchspeicheldrüse schüttet das Hormon Insulin aus, damit der Zucker aus dem Blut in die Körperzellen geschleust wird und dir als Energie zur Verfügung steht. Damit in deinem Stoffwechsel alles rund läuft, sollte Insulin nur dann ausgeschüttet werden, wenn du es benötigst, ansonsten jedoch auf niedrigem Niveau sein.

Gelangen aber zu viele einfache Kohlenhydrate in dein Blut, ist dein Blutzuckerspiegel dauerhaft erhöht und deine Bauchspeicheldrüse produziert immer mehr Insulin, um den Zucker in die Zellen zu transportieren. Auch Östrogen ist an der Regulierung deines Blutzuckerspiegels beteiligt. Fehlt es in den Wechseljahren, kann Insulin an den Zellen nicht mehr so gut wirken, was es zusätzlich schwieriger macht, den Blutzucker stabil zu halten.

Das Insulinchaos führt dazu, dass dein Blutzuckerspiegel rauf und runter geht, du bekommst Heißhunger, schlechte Laune, kannst dich schlechter konzentrieren und fühlst dich schlapp. Das alles ist Stress für deinen Körper, und auf Dauer können die Insulinrezeptoren der Zellen immer weniger auf die Signale des Hormons reagieren. Sie werden insulinresistent.

Die Folge einer Insulinresistenz kann ein Diabetes Typ 2 sein: Deine Blutzuckerwerte sind dann dauerhaft erhöht, weil die Insulinwirkung reduziert ist. Besonders gefährdet sind Menschen mit Übergewicht und Bewegungsmangel, aber auch die Genetik spielt eine Rolle. Bei Frauen erhöht sich das Risiko für Diabetes aufgrund des sinkenden Östrogens in den Wechseljahren. Im Vergleich zu Männern dauert es etwa zwei Jahre länger, bis die Krankheit erkannt wird. Etwa neun Prozent der Frauen in Deutschland haben Diabetes, die meisten erhalten die Diagnose mit Mitte 50 – also um den Zeitpunkt der Menopause.

Jüngere Frauen mit Diabetes kommen häufig etwas früher in die Wechseljahre. Wenn bei ihnen plötzlich Schwankungen des Blutzuckers auftreten, können auch die Wechseljahre dahinterstecken.

Deinen Blutzucker belasten aber auch Stress, Schlaf- und Bewegungsmangel. Die Schwankungen sowie ein dauerhaft und ständig erhöhter Blutzucker haben weitreichende Folgen. Sie begünstigen chronische Entzündungen, Gewichtszunahme, Schlafprobleme, Energielosigkeit und Konzentrationsmangel. Sie können auch Hitzewallungen und Stimmungsschwankungen triggern, was du in den Wechseljahren natürlich gar nicht gebrauchen kannst.

Wie kommst du raus aus diesem Blutzuckerchaos?

Dein Ziel sollte ein möglichst stabiler Blutzucker sein – ohne ständiges Auf und Ab, denn das tut dir nicht gut. Du solltest daher weniger einfache Kohlenhydrate zu dir nehmen sowie auf balancierte Mahlzeiten achten. Da ist er wieder: der perfekte Teller für die Wechseljahre mit überwiegend Gemüse, vielen Proteinen, komplexen Kohlenhydraten[27] und gesunden Fetten. Mit dieser Ernährung bist du bestens aufgestellt, um Blutzuckerspitzen zu vermeiden. Zuckerhaltige Lebensmittel solltest du bewusster auswählen, bei Früchten kann das etwa heißen, dass du Beeren den Vorzug vor Weintrauben, Ananas und Bananen gibst. Und wenn du Lust auf Snacks hast, probiere dunkle Schokolade (mind. 80 Prozent Kakao) und greife zu Nüssen anstelle von Chips oder Gummibärchen.

Ein einfacher Trick hilft auch dabei, deinen Blutzuckerspiegel zu stabilisieren: Starte eine Mahlzeit nicht mit Kohlenhydraten, sondern besser mit Gemüse oder Rohkost (das Brot im Restaurant nicht vor, sondern während oder nach der Mahlzeit essen). Und noch besser: Kombiniere Obst oder Gemüse mit Proteinen. Dippe also deine Rohkost zum Beispiel in Hummus oder iss Äpfel zusammen mit Nüssen oder Mandeln. Viele Frauen schwören auch auf das bereits erwähnte Glas Apfelessig vor dem Essen: Der fermentierte Essig enthält besonders viele Vitamine, Mineralien sowie Spurenelemente, und Studien zeigen, dass er den Blutzuckerspiegel senkt. Außerdem erhöht er dein Sättigungsgefühl. Aber auch vor und nach dem Essen kannst du etwas für deinen Blutzucker tun: Bewegung hilft dir, diesen möglichst stabil zu halten. Probiere, was am besten in deinen Alltag passt: Gehe spazieren, nimm die Treppen, mach ein paar Sit-ups neben der Kaffeemaschine oder tanze durch dein Büro.

Apropos Kaffee: Die Tasse am frühen Morgen kann zu Blutzuckerspitzen führen und Hitzewallungen verstärken. Wenn das bei dir der Fall ist, probiere, deinen Kaffee später am Tag zu trin-

27 Zu den komplexen Kohlenhydraten zählen beispielsweise Kartoffeln, Vollkorngetreide, Reis, Nüsse und Hülsenfrüchte. Sie werden auch als Mehrfachzucker bezeichnet und machen länger satt als sogenannte Einfachzucker (dazu zählen z. B. Weißmehl, Softdrinks oder Süßigkeiten).

ken oder Alternativen wie Produkte ohne Koffein, Grünen Tee und Ingwertee sowie Kaffee aus Lupinen oder Zichorien.

Last but not least geben Pausen nach dem Essen deinem Körper Zeit, eine Mahlzeit zu verdauen. Denn wenn du ununterbrochen snackst, kann dein Körper nicht auf Fettverbrennung umschalten – und du nimmst zu. Dazu ein weiterer Hinweis: Viele Frauen haben vor den Wechseljahren gute Erfahrungen mit Intervall-Fasten gemacht. Das muss aber nicht so bleiben. Höre auf deinen Körper, wenn dich der Verzicht zu sehr stresst.

Tipp:

Du kannst deinen Blutzuckerspiegel tracken. Lange Zeit haben das nur Diabetiker:innen gemacht, mittlerweile sind Blutzuckersensoren für alle Menschen verfügbar, die sich mehr mit ihrem Blutzucker auseinandersetzen wollen. Denn: Wir reagieren alle individuell auf Lebensmittel und Stress, und ein Sensor soll dir zeigen, welche Ernährung konkret bei dir zu Blutzuckerspitzen führt und ob und wie sich diese Ausschläge verändern, wenn du andere Lebensmittel ausprobierst und/oder mehr auf komplexe Kohlenhydrate, gesunde Fette und Proteine setzt. Dein Blutzucker sollte möglichst unter 100 Milligramm pro Deziliter sein, nach den Mahlzeiten kann er auch mal auf 130/140 hochgehen. Gut ist, wenn er dann wieder rasch in den Normalbereich sinkt.

3.7 Mehr Spaß ohne Alkohol

»SCHON NACH EINEM GLAS SEKT BEKOMME ICH MANCHMAL KOPFSCHMERZEN.« (Christine)

Ist dir schon aufgefallen, dass du Alkohol schlechter verträgst? Oder dass du auch bei geringen Mengen am nächsten Tag erschöpft durch die Wohnung schleichst? Dass Alkohol nicht besonders gesund ist, weißt du bestimmt, aber bisher konntest du das vielleicht gut verdrängen. Das ändert sich jetzt. Wenn du abends nach ein paar Gläsern Wein ins Bett fällst, stellt sich der erholsame Schlaf oft nicht ein. Das liegt einerseits daran, dass die Produktion unseres Schlafhormons Melatonin im Alter nachlässt. Alkohol stört diesen Prozess zusätzlich, genauso wie deine Tiefschlafphase. Deine Leber ist durch die hormonellen Veränderungen bereits ausreichend gefordert und muss nun außerdem den Alkohol abbauen. Und wenn du von Hitzewallungen und nächtlichen Schweißausbrüchen geplagt wirst, können sich diese ebenfalls durch Alkohol verschlimmern. Weil unser Wasseranteil im Körper sinkt, ist auch die Konzentration von Alkohol generell höher als früher, dieser wirkt also stärker – und du hast vielleicht schneller das Gefühl, »beschwipst« zu sein.

Alkohol ist deshalb keine gute Idee. Frauen vertragen ohnehin weniger als Männer, aber in den Wechseljahren verschärft sich diese Situation. Viele Frauen, die jetzt ganz auf Alkohol verzichten, bezeichnen diesen Schritt als Gamechanger. Sie haben mehr Power, schlafen besser, Beschwerden der Wechseljahre werden weniger und sie nehmen leichter ab.

Leider fällt es aber den meisten Frauen nach wie vor schwer, das Glas Prosecco, Wein oder einen Aperol Spritz bei einer Einladung von Freund:innen oder im Restaurant abzulehnen. Wir werden zwar nicht mehr gefragt, ob wir schwanger sind, aber ein Alkoholverzicht entspricht nicht der gesellschaftlichen Norm. Wir werden als Spielverderberinnen wahrgenommen und es wird erwartet, dass wir uns für unser Verhalten rechtfertigen. Dabei sollte es umgekehrt sein: Warum trinken Menschen täglich Alkohol, obwohl bekannt ist, wie schädlich diese Droge ist? Sowohl für die eigene Gesundheit (Krebs), als auch für die Volkswirtschaft, der enorme Kosten durch alkoholisierte Autofahrer:innen oder Gewaltexzesse unter Alkoholeinfluss zugemutet werden. Die Alkohollobby ist in Deutschland groß, die Kosten und Steuern niedrig. Auch dass 2023 die Empfehlungen für den Konsum von Alkohol verändert wurden, hat kaum jemand mitbekommen. Du bist vermutlich auch mit dem Wissen aufgewachsen, dass geringer täglicher Alkoholkonsum unschädlich ist. Lange Zeit lag die Grenze dafür bei zwei kleinen Gläsern Bier für Männer und einem für Frauen, das entspricht 24 bzw. 12 Gramm Reinalkohol pro Tag. Diese Einschätzung hat die Deutsche Hauptstelle für Suchtfragen e.V. mittlerweile aufgehoben: Die neue Empfehlung lautet, dass es für die körperliche Gesundheit am besten ist, gar keinen Alkohol zu trinken. Umgekehrt heißt das: Jeder Alkoholkonsum ist schädlich und einen gesunden Alkoholkonsum gibt es nicht. Auch nicht das Glas Rotwein, dem immer wieder ein gesundheitsfördernder Einfluss zugeschrieben wird, weil er sekundäre Pflanzenstoffe enthält und fermentiert ist. Tatsächlich ist es besser, Rotwein zu trinken als ein Bier oder Gin Tonic, die sekundären Pflanzenstoffe solltest du aber lieber über eine gemüsereiche Ernährung zu dir nehmen.

Das wichtigste Argument für einen Verzicht auf Alkohol in den Wechseljahren ist, dass du damit dein Brustkrebsrisiko reduzierst. Viele Frauen haben Angst vor einer Erhöhung des Brustkrebsrisikos durch eine Hormonersatztherapie, trinken aber regelmäßig Alkohol, häufig sogar mehr als früher. Die erwiesene

Gesundheitsgefahr blenden sie dabei aus. In Deutschland wird Alkohol für sieben von 100 neuen Brustkrebserkrankungen verantwortlich gemacht. Das Risiko steigt bereits ab einem kleinen Glas Wein täglich.

Zugegeben: Das Angebot an leckeren alkoholfreien Cocktails könnte deutlich größer sein, und der alkoholfreie Sekt oder Wein schmeckt meist irgendwie nach Brause. Aber ich bin mir sicher, dass sich das in einigen Jahren ändern wird, vor allem, wenn wir im Handel mehr danach fragen. Denn es gibt viele Frauen, die nach Alternativen zum Alkohol suchen und sich nicht mit einer Apfelsaftschorle abspeisen lassen wollen.

Tipp: Wenn du Alkohol trinkst, mach es nicht aus Gewohnheit oder um den Stress des Tages hinter dir zu lassen, sondern bewusst und zu einem besonderen Anlass. Und nimm bei Bedarf ein paar Bittertropfen. Die können deine Leber unterstützen und – falls du mehrere Gläser trinkst – den Kater am nächsten Morgen lindern.

3.8 Lebensmittel mit Superpower

»ABENDS AUF DEM SOFA KRIEG ICH IMMER HUNGER!« (Bianca)

Es gibt einige Lebensmittel, denen ein besonders großer Einfluss auf unsere Gesundheit nachgesagt wird. Hörst du den Trommelwirbel? Vorhang auf für die Superfoods der Wechseljahre!

Ein Superfood ist ein Superfood, weil es besonders viel auf einmal kann. Es ist also beispielsweise besonders ballaststoff- oder eiweißreich, hat eine sehr hohe Energiedichte und wirkt stark antientzündlich oder vereint mehrere dieser Eigenschaften. Die Heilversprechen für Superfoods sind oft groß, besonders wenn sie als Nahrungsergänzungsmittel angeboten werden. Viele kommen aus fernen Ländern, über umweltbelastende Transportwege. Es gibt aber auch hiesige Superfoods, die in den Wechseljahren fester Bestandteil deiner Ernährung werden sollten, weil sie dich besonders gut unterstützen.

Leinsamen

Ganz oben auf deiner Einkaufsliste sollte Leinsamen stehen und zwar aus mindestens diesen vier Gründen:

1. Studien zeigen, dass Leinsamen eine brustkrebshemmende Wirkung haben. Sie enthalten besonders viele Lignane (Phytoöstrogene) – und diese können wie ein Östrogen und wie ein Anti-Östrogen wirken.
2. Leinsamen sind gut für dein Herz und deine Gefäße, weil durch den sekundären Pflanzenstoff Phytosterin der Cholesterinspiegel sinkt.
3. Sie sind besonders reich an Ballaststoffen: Diese machen satt, sorgen für einen stabilen Blutzuckerspiegel, schützen vor Herz-Kreislauf-Erkrankungen und sind wichtig für deine Hormonbalance. Konkret stecken in 100 Gramm Leinsamen 27 Gramm Ballaststoffe. Dein Tagesbedarf liegt bei etwa 30 bis 40 Gramm. Wenn du zwei Esslöffel Leinsamen auf dein Müsli streust, hast du bereits etwa ein Fünftel deines Tagesbedarfs gedeckt!
4. Leinsamen enthält viele wichtige Fettsäuren. Tatsächlich besitzt er von allen heimischen Pflanzen sogar den höchsten Anteil an Omega-3-Fettsäuren. Auch wenn dein Körper Omega-3-Fettsäuren aus Algen oder Fisch besser verwerten kann, solltest du auf diese Quelle nicht verzichten.

Zu guter Letzt sind Leinsamen auch noch besonders reich an Kalzium, Magnesium, Eisen und Vitamin B1 sowie mit einem Eiweißgehalt von etwa 22 Prozent ein hervorragender Proteinlieferant. Also ein echtes Superfood!

Damit Leinsamen ihre gesundheitsfördernden Wirkungen entfalten können, solltest du sie am besten frisch schroten. Dann kommen die wertvollen Inhaltsstoffe auch in deinem Körper an (und bleiben nicht in der Schale stecken). Geschrotet können sie besser aufquellen und deine Verdauung optimal unterstützen. Wenn du keine Zeit zum Schroten hast, kannst du auch geschrotete Leinsamen kaufen. Nimm eine kleine Packung und lagere diese möglichst dunkel, sonst werden sie schnell ranzig.

Und noch ein letzter Tipp: Leinsamen sind ein Superfood, aber auch andere Saaten und Kerne solltest du in deinen Speiseplan einbauen (wie die bereits erwähnten Hanfsamen, die nicht nur besonders eiweißreich, sondern auch ein optimales Verhältnis an ungesättigten Omega-3- und Omega-6-Fettsäuren haben): Die Fette des Sesams bestehen zu 100 Prozent aus ungesättigten Fettsäuren und die kleinen Körner enthalten sechsmal so viel Kalzium wie Milch – und sind daher für die Osteoporoseprävention relevant. Auch Kürbiskerne strotzen nur so vor guten Fetten. Sie enthalten besonders viel von der Aminosäure Leucin, die dir beim Muskelaufbau hilft. Sonnenblumenkerne liefern dir viel Vitamin B1 und Vitamin E und sind wie alle Saaten eine hervorragende Magnesiumquelle – der Bedarf dafür steigt meistens in den Wechseljahren.

Beeren

Chronische Entzündungen im Körper können lange unbemerkt bleiben, sind aber ein Risikofaktor für viele Erkrankungen, darunter Arteriosklerose, Altersdiabetes oder auch Krebs. Auslöser für diese Entzündungen sind sogenannte freie Radikale, die unsere Zellen angreifen. Zum Glück gibt es andere Stoffe, die diese freien Radikale wieder einfangen können: die sogenannten Antioxidantien. Dazu zählen beispielsweise Vitamin C und E, Selen sowie verschiedene sekundäre Pflanzenstoffe. Besonders reich an Antioxidantien sind Beeren. Dabei ist es ziemlich egal, welche Beeren du isst. Du musst also nicht auf exotische zurückgreifen, die heimischen tun es auch. Erinnerst du dich, dass dein Teller möglichst bunt aussehen sollte? Erdbeeren, Blaubeeren, Brombeeren, Johannisbeeren, Heidelbeeren, Himbeeren, Holunderbeeren oder auch Cranberrys sorgen für farbenfrohe Vielfalt – letztere können dich bei dauerhafter Anwendung auch gut bei Harnwegsentzündungen unterstützen.

Weil Beeren fast nur aus Wasser bestehen, haben sie kaum Kalorien. Sie enthalten aber viele Ballaststoffe und machen daher schnell satt. Die Traditionelle Chinesische Medizin setzt bevorzugt auf Goji Beeren, weil sie Leber und Nieren zusätzlich unterstützen sollen. Diese Beere gibt es auch als Tee. Unsere heimischen Beeren spielen aber mit dem Superfood aus Asien in einer Liga – und kommen dazu meist frischer auf deinen Teller. Egal, welche Beeren dich besonders ansprechen, es ist in jedem Fall gut, mehr von ihnen in deine Ernährung einzubauen. Mit tiefgefrorenen Beeren kannst du dich das ganze Jahr über die vitaminreichen Farbtupfer in deinem Müsli freuen.

Leuchtend gelb & gesund: Kurkuma

Kurkuma hast du vermutlich in deiner Küche, entweder als einzelnes Gewürz oder als Bestandteil von Curry-Mischungen, denen es die typisch gelbe Farbe gibt. Kurkuma wird schon seit mehr als 5.000 Jahren in der indischen und chinesischen Medizin eingesetzt, um alters- und entzündungsbedingte Krankheiten zu heilen. Kurkuma ist bekannt für die positive Wirkung bei Magen-Darm-Problemen und soll auch gegen Arthrose und Rheuma helfen sowie den Cholesterinspiegel senken. Dem Gewürz werden darüber hinaus viele weitere positive Wirkungen auf Alterserkrankungen wie Diabetes, Alzheimer oder sogar Krebs nachgesagt. Die Studien zu Kurkuma sind allerdings vor allem Ergebnisse aus Labor- oder Tierversuchen und daher nur bedingt auf den Menschen übertragbar.

In Curry-Gewürzmischungen ist außer Kurkuma meist auch Schwarzer Pfeffer enthalten. Dessen Inhaltsstoff Piperin erhöht die Aufnahme des Wirkstoffs Kurkumin um ein Vielfaches. Vielen Nahrungsergänzungsmitteln ist aber zu viel Piperin zugesetzt; wenn du Probleme mit der Leber hast, solltest du mit dem Einsatz daher unbedingt zurückhaltend sein. Kurkuma in der Küche ist aber eine gute Idee!

Tipp: Kennst du die »Goldene Milch«? Das Getränk aus Pflanzenmilch, Kurkuma, Ingwer, Pfeffer und Zimt soll entzündungshemmend wirken und vor Erkrankungen der Gelenke und Entzündungen wie Arthrose schützen. Darüber hinaus soll es die Immunabwehr stärken. Abends kann dir die warme Milch helfen, dich zu entspannen und deinen Schlaf zu verbessern.

Zimt

Längst nicht nur eine der beliebtesten Zutaten für die Weihnachtsbäckerei: Ceylon-Zimt werden zahlreiche gesundheitsfördernde Eigenschaften nachgesagt. Er gilt wie die Beeren als ein anti-entzündliches Kraftpaket und ist eine besonders kostengünstige Quelle, um deinen Körper vor freien Radikalen zu schützen. Ergänze also gern dein Müsli oder andere Gerichte mit Ceylon-Zimt und räume ihm einen festen Platz in deiner Küche ein. Bei Cassia-Zimt solltest du allerdings zurückhaltender sein. Diese Zimtsorte enthält deutlich mehr von dem leberschädigenden und vermutlich krebserregenden Cumarin.

Ashwagandha

Ashwagandha, die Schlafbeere, gilt als eine der bedeutsamsten Heilpflanzen des Ayurveda – und als Superfood. Sie wird als sogenanntes Adaptogen bezeichnet, das sind Heilpflanzen, die deinem Körper helfen können, besser mit Stress umzugehen. Entsprechend wird Ashwagandha traditionell als Beruhigungsmittel und bei Stimmungsschwankungen eingesetzt. Außerdem soll es die Schlafqualität verbessern sowie Angstgefühle reduzieren. Also alles Themen, die Frauen in den Wechseljahren beschäftigen. Die wissenschaftlichen Nachweise sind zwar oft unzureichend und Langzeitstudien fehlen, aber es ist eine Heilpflanze, die seit mehr als 3.000 Jahren eingesetzt wird. Probiere einfach aus, ob die »Schlafbeere« dich überzeugen kann. Du kannst Ashwagandha als Pulver, Extrakt oder Tee erhalten und solltest dich an die beschriebene Tagesdosis halten (in Einzelfällen hat die Einnahme zu Leberschäden geführt). Wie bei vielen pflanzlichen Präparaten kann es ein paar Wochen dauern, bis du eine Wirkung spürst.

Ein Hinweis für Nahrungergänzungsmittel mit Ashwagandha: Da konkrete Angaben zu Dosierungen, Neben- und Wechselwirkungen mit anderen Medikamenten fehlen, solltest du auf die für den Verzehr definierten Höchstmengen achten (Informationen dazu findest du beim Bundesinstitut für Risikobewertung) und die Anwendung höherer Dosen ärztlich abklären. Und wenn du eine Erkrankung der Leber hast oder hattest, solltest du von der Einnahme ganz absehen.

3.9 All in one

»ICH HABE JETZT SOGAR EINE GEMÜSEKISTE ABONNIERT!« (Heike)

Sind dir die Ernährungstipps für die Wechseljahre zu kompliziert? Überfordern dich die Fragen, welche Gemüse und welche fermentierten Produkte die besten sind, wie du auf eine ausreichende Menge an Ballaststoffen kommst und ob du wirklich genug Eiweiß zu dir nimmst? Es geht tatsächlich auch einfacher. Denn es gibt zwei Ernährungsformen, die den Nutzen für Frauen in den Wechseljahren in sich vereinen und die sehr gut in Studien untersucht wurden: Das sind die Mittelmeer- und die DASH-Diät. Das Wort »Diät« heißt übersetzt »Ernährungsweise«, es geht also nicht ums Abnehmen oder die Berücksichtigung von Unverträglichkeiten. Die Mittelmeer-Diät meint dabei auch den gesamten mediterranen Lebensstil: Die Verwendung bestimmter Lebensmittel, aber auch Genuss und Lebensfreude spielen eine Rolle – das klingt so, als ob wir das gut gebrauchen könnten, oder?

Die Mittelmeer-Diät findest du auch in einigen als »Blue Zones« bezeichneten Regionen der Erde. Das sind Gegenden, in denen besonders viele Hundertjährige leben, darunter beispielsweise die Inseln Sardinien in Italien und Ikaria in Griechenland. Natürlich wurde erforscht, warum viele Menschen dort älter werden als anderswo. Neben sozialer Integration und viel Bewegung im Alltag spielt die Ernährung eine wichtige Rolle: So stammen die Kohlenhydrate meist aus unverarbeiteten, ballaststoffreichen Quellen wie Obst, Gemüse, Nüssen, Samen und Hülsenfrüchten. Nudeln kommen auch auf den Teller, aber eher als Beilage. Und statt Fleisch gibt es Fisch und Meeresfrüchte. Alles gerne kombiniert mit gesunden pflanzlichen Fetten. Brot und Süßes sind eher eine Ausnahme.

Eigentlich klingt diese Ernährungsform recht simpel, trotzdem ist es offenbar schwierig, sie umzusetzen. Wir müssten vor allen Dingen unseren Fleischkonsum reduzieren und mehr Hülsenfrüchte in unsere Mahlzeiten integrieren – und natürlich viel mehr Gemüse essen.

Für die mediterrane Ernährung konnte in Studien gezeigt werden, dass sie vor einer Vielzahl von Krankheiten schützen oder auch den Verlauf einer Erkrankung verbessern kann. Das betrifft Krankheiten wie Herzinfarkt, Arteriosklerose, Krebs und Diabetes, aber auch altersabhängige Erkrankungen. Darunter beispielsweise Osteoporose und Demenz. Risikofaktoren für eine Demenz sind nicht nur ein hohes Alter und das weibliche Geschlecht (!), sondern auch Bluthochdruck, Übergewicht und Diabetes. Das sind alles Auswirkungen des Lebensstils, den du mit einer mediterranen Ernährung positiv beeinflussen kannst!

Die DASH-Diät[28] ähnelt der mediterranen Ernährung. Sie wurde für Menschen mit Bluthochdruck entwickelt und setzt auf eine fett- und cholesterinarme Ernährungsweise. Ungesunde Lebensmittel werden hier durch gesundheitsförderliche ersetzt. Die Diät ist ebenfalls stark pflanzenbasiert, also reich an Gemüse und Obst, aber auch an gesunden Fetten aus Nüssen und Ölsaaten. Außerdem stehen Fisch, (wenig) mageres Fleisch, Hülsenfrüchte und Vollkornprodukte auf dem Speiseplan, und es wird verstärkt auf eine salz- und zuckerarme Ernährung geachtet.

Die DASH-Diät setzt wie die Mittelmeer-Diät an der Veränderung deiner Ernährungsgewohnheiten an. Sie gilt als eine der gesündesten Ernährungsformen der Welt, und es gibt viele Studien, die ihren Benefit für unsere Gesundheit aufzeigen, da-

28 »Dietary Approach to Stop Hypertension«

runter viele schützende Effekte für Herz und Gefäße. So senkt sie nachweislich den Bluthochdruck, was vor allem auf die salzarme Ernährung zurückzuführen ist. Sie hilft aber auch, das LDL-Cholesterin zu senken: Das gilt als das »schlechte« Cholesterin, das mit einem erhöhten Risiko für Herzinfarkte und Schlaganfälle einhergeht. Außerdem wird das Risiko für Diabetes und Krebserkrankungen wie Darm- und Brustkrebs reduziert. Sie ist zudem nach einer Brustkrebserkrankung empfehlenswert, weil dadurch das Risiko für eine Herz-Kreislauf-Erkrankung erhöht sein kann. Studien konnten auch geringere kognitive Beschwerden bei Frauen im Alter nachweisen.

Tipp: Salzt du dein Essen gerne nach? Das ist eine beliebte, aber schlechte Angewohnheit. Aufgrund des sinkenden Östrogen-Spiegels steigt dein Blutdruck in den Wechseljahren und damit dein Risiko für Herz-Kreislauf-Erkrankungen. Durch die Reduktion von Salz kannst du dich am besten davor schützen. Kennst du »Blutdruck-Salz«? Es enthält deutlich weniger Natrium als normales Kochsalz und dafür mehr Kalium (Nierenkranke sollten damit allerdings vorsichtig sein). Oder du würzt dein Essen mit Kräutern oder anderen Gewürzen, die für mehr Vielfalt in deinem Darm sorgen und deinem Essen mehr Geschmack geben. Verbanne doch mal den Salzstreuer vom Tisch. Wenn du ein paar Tage nicht nachgesalzen hast, empfindest du dein Essen weniger salzarm. Wenn dir dein Essen mit weniger Salz partout nicht schmeckt, iss mehr Gemüse und Obst. Das enthält auch viel Kalium und kann die Risiken eines hohen Salzkonsums teilweise kompensieren.

3.10 Faszination Mikrobiom

> »SEIT EINIGER ZEIT HABE ICH IMMER MEHR VERDAUUNGSPROBLEME, KANN DAS AN DEN WECHSELJAHREN LIEGEN?« (Ingrid)

Alles, was du isst, beeinflusst dein Mikrobiom. Das, was früher als Darmflora bezeichnet wurde, ist ein Wunderwerk der Natur – das allerdings bisher nur zu Bruchteilen erforscht ist. Wissenschaftler:innen sind noch ganz am Anfang, die Funktionsweise und den Einfluss des Mikrobioms auf unsere Gesundheit zu verstehen. Man weiß mittlerweile, dass im Darm nicht nur die Verdauung der Nahrung und die Aufnahme von Nährstoffen stattfindet, sondern dass er auch das Zentrum unseres Immunsystems ist sowie mit anderen Organen und Schleimhäuten kommunizieren kann.

Das Mikrobiom des Darmes bezeichnet die Gesamtheit aller mikrobiellen Mitbewohner im Darm, vor allem im Dickdarm. Und die sieht bei jedem Menschen individuell anders aus, vergleichbar mit deinem Fingerabdruck – nur mit dem großen Unterschied, dass du dein Darm-Mikrobiom durch deinen Lebensstil verändern kannst.

Das Mikrobiom besteht aus Milliarden von Mikroorganismen wie Bakterien, Pilzen und Viren. Darunter sind Bakterienarten, die sich günstig auf deine Gesundheit auswirken, und andere, die für das Entstehen von Krankheiten verantwortlich sein können. Die guten und schützenden Bakterienarten sollten immer in der Überzahl sein. Theoretisch ist das auch relativ einfach, weil du diese Bakterien gezielt »füttern« kannst. Und das geht so: Je abwechslungsreicher und bunter du isst, desto gesünder ist dein Mikrobiom und desto fitter fühlst du dich. Wenn du dich dagegen einseitig ernährst, dich kaum bewegst, zu viel Stress hast oder regelmäßig Medikamente einnimmst, können die schlechten Bakterien die Oberhand gewinnen. Eine Folge können Darm- und Verdauungsbeschwerden sein, aber auch dein Risiko für chronische Darmerkrankungen, Allergien, Übergewicht, Diabetes, Depressionen und auch Demenz kann sich erhöhen.

Leider verändert sich mit dem Alter die Zusammensetzung und die Vielfalt des Mikrobioms. Das kann zusätzlich zu einem Ungleichgewicht zwischen guten und schlechten Bakterien führen. Für Frauen in der Postmenopause konnte gezeigt werden, dass bei diesen überproportional viele Firmicutes-Bakterien vorhanden sind, die umgangssprachlich auch als »Dickmacher-Bakterien« bezeichnet werden.

Dem Mikrobiom etwas Gutes tun

Am wichtigsten für die Zusammensetzung des Mikrobioms ist, was du isst und wie viel. Alles versorgt deine Darmbakterien mit Nahrung, die sie für ihren Stoffwechsel nutzen können. Das, was deine Darmbakterien am meisten brauchen, sind Ballaststoffe. Wenn du also viele Vollkornprodukte und pflanzliche Produkte isst, unterstützt du die »guten« Darmbakterien. Auch Präbiotika, das sind Gemüsesorten wie Chicorée, Schwarzwurzeln, Möhren, Spargel, Lauch, Zwiebeln und Knoblauch, aber auch Hülsenfrüchte sind gut für deine Darmbakterien. Probiotika, dazu zählen alle fermentierten Lebensmittel (Sauerkraut, Apfelessig und viele Milchprodukte), enthalten Mikroorganismen, die sich zu den anderen im Darm gesellen können, um deine Darmflora positiv zu beeinflussen. Auch sogenannte Synbiotika unterstützen dein Mikrobiom, diese enthalten sowohl Prä- als auch Probiotika. Wenn du zudem für große Vielfalt sorgst, freut sich dein Darm über diese Abwechslung.

Schlecht für dein Mikrobiom sind dagegen Zucker, Alkohol, Fast Food, verarbeitete Fleischprodukte, konservierte Lebensmittel, einige Zuckeraustauschstoffe sowie zu wenig Ballaststoffe. Vielen Frauen fällt es schwer einzuschätzen, wie viele Ballaststoffe sie täglich zu sich nehmen. Mit einer App oder einem Ernährungstagebuch kannst du überprüfen, ob du etwa 30 bis 40 Gramm pro Tag erreichst. Kohlenhydrate mag dein Mikrobiom gern komplex (wie Vollkornbrot, Gemüse, Kartoffeln, Nüsse). Hier ein Tipp, wie du einen besonders wertvollen Ballaststoff herstellen kannst: Wenn du Nudeln, Reis oder Kartoffeln mindestens 12 Stunden abkühlen lässt, entsteht aus einem Teil der enthaltenen Stärke ein Ballaststoff. Diese sogenannte »resistente Stärke« ist besonders nützlich für dein Mikrobiom.

Auch Östrogen und Progesteron haben Einfluss auf unseren Darm. Während Östrogen den Darm eher anregt, entspannt Progesteron die Darmmuskulatur – manchmal auch zu sehr, das kann dann zu Verstopfung führen. Umgekehrt beeinflusst aber auch unser Darm bzw. eine vielfältige Ernährung aus pflanzlichen Quellen unseren Hormonhaushalt. So kann Östrogen im Darm mithilfe bestimmter Bakterien auch umgebaut werden und wieder zurück in den Körper gehen. Das machen die Bakterien des sogenannten Östroboloms. Wenn zu viele oder zu wenige dieser Mikroben vorhanden sind, kann das zu einer Östrogendominanz oder zu einem Östrogenmangel führen – mit den entsprechenden Symptomen. Wenn dein Darm gesund ist, kannst du also besser mit den Hormonveränderungen umgehen. Deshalb spielt deine Darmgesundheit in den Wechseljahren eine so wichtige Rolle.

Aber es gibt noch eine Reihe weiterer Vorteile, wenn es deinem Mikrobiom gut geht: Du schläfst besser, hast mehr Energie, weniger Gewichtsprobleme und verringerst dein Risiko für chronische Entzündungen, was für ein gesundes Älterwerden besonders wichtig ist. Es gibt sogar Studien, die Veränderungen auf die Psyche nachweisen. Verantwortlich dafür ist die sogenannte Darm-Hirn-Achse: Die beiden Organe kommunizieren über Nerven und Botenstoffe miteinander. Man weiß mittlerweile, dass Darmbakterien unsere Gefühle beeinflussen können. So produzieren bestimmte Bakterien im Darm das Hormon Oxytocin, das nicht nur als Kuschelhormon wirkt und unser Wohlbefinden sowie andere Funktionen in unserem Körper steuert, sondern auch soziales Verhalten fördert. Andere Bakterien produzieren Stoffe, die für Ängste und depressive Verstimmungen sorgen können.

Darüber hinaus gibt es weitere Darm-Achsen, etwa die zur Haut. Denn schlechte Darmbakterien gelangen in den Blutkreislauf und können auch das Mikrobiom der Haut stören. Wenn das Darm-Mikrobiom aber mit guten Bakterien gefüttert wird, kommt diese Nachricht auch in den Hautzellen an: Im Rahmen einer Studie in Korea nahmen Teilnehmer:innen mehrere Wochen Milchsäurebakterien zu sich, andere erhielten ein Placebo. Das Ergebnis: Die Milchsäurebakterien sorgten dafür, dass sich die Feuchtigkeitsversorgung der Haut verbesserte, die Elastizität um 20 Prozent anstieg, und nach drei Monaten hatten die Teilnehmer:innen messbar weniger Falten. Die Anti-Aging-Potenziale des Mikrobioms sind sicherlich auch für die Kosmetikindustrie sehr spannend und müssen noch weiter erforscht werden. Aber wenn du Hautprobleme hast, probiere doch aus, ob sie sich bessern, wenn du deinen Darm gezielt mit Probiotika fütterst.

Tipp:

Es gibt Tests, die dir die Zusammensetzung deines Mikrobioms anzeigen. Du musst dafür eine Stuhlprobe abgeben und bekommst dann eine Auswertung mit individuellen Ernährungsempfehlungen sowie für Anpassungen im Lebensstil. Wenn du diese berücksichtigst, reagiert deine Darmflora relativ schnell darauf – und du kannst das Risiko für bestimmte Erkrankungen reduzieren.

» Die Wechseljahre sind der Moment, in dem du dich als Frau neu erfinden kannst, nachdem du dich jahrelang auf die Bedürfnisse aller anderen konzentriert hast. «

OPRAH WINFREY,
US-AMERIKANISCHE TALKSHOW-MODERATORIN

KAPITEL 4

Gut vorbereitet auf neue Herausforderungen!

Viele denken, die Menopause sei die letzte Menstruation, und das war es dann. Frauen sollten nicht zu viel Lärm darum machen, sondern froh sein, dass die monatlichen Blutungen ein Ende haben. Ich glaube, es ist genau andersherum: Wir müssen laut werden und vor allem mehr Aufklärung fordern! Denn den meisten Frauen sind die neuen gesundheitlichen Herausforderungen nach der Menopause nicht bewusst. Woher auch, wenn wir darüber nichts gelernt haben und auch bei den meisten Ärzt:innen der ganzheitliche Blick auf unsere Gesundheit fehlt? Da aber unsere Sexualhormone über die Regulierung des Zyklus' und den Erhalt der Fruchtbarkeit hinaus vielfältige Aufgaben in unserem Körper haben, ist ihr dauerhaftes Fehlen eben auch nicht ohne Weiteres zu kompensieren. Und bevor wir – nur aufgrund unseres Geschlechts – nichtsahnend in neue Krankheitsfallen stolpern, sollten wir uns Wissen aneignen, damit wir nach der Menopause ein gesundes und erfülltes Leben führen können. Denn wenn wir wissen, was die hormonellen Veränderungen für unsere weitere Gesundheit bedeuten und wie wir neuen Herausforderungen begegnen, wird sich unsere Lebensqualität verbessern und den Raum für einen selbstbestimmteren Alltag öffnen. Wie wir uns und unsere Gesundheit priorisieren, darum soll es in diesem Kapitel gehen.

4.1 Priorisiere dein Herz

»DAS HERZRASEN UND HERZSTOLPERN FAND ICH SEHR BEÄNGSTIGEND. ALS ICH DANN BEI MEINER ÄRZTIN ERFAHREN HABE, DASS BEIDES TYPISCH FÜR DIE WECHSELJAHRE IST, WAR ICH ERLEICHTERT.«
(Susanne)

Mit etwa 35 Prozent sind Herz-Kreislauf-Erkrankungen die Todesursache Nummer eins bei Frauen in Deutschland. Damit liegen wir Frauen sogar noch etwas vor den Männern. Das sind deutlich mehr Todesfälle als durch alle Krebserkrankungen zusammen. Die Sterblichkeitsrate von Frauen in Deutschland liegt im europäischen Vergleich dabei etwas über dem Durchschnitt. Wir erkranken etwa zehn Jahre später als Männer, bis zum Alter von 70 Jahren sind daher mehr Männer betroffen. In höherem Alter zeigen sich bei uns die Konsequenzen der Menopause, denn ohne Östrogen steigen unsere Risikofaktoren für kardiovaskuläre Erkrankungen deutlich an.

Den wenigsten Frauen ist dieses erhöhte Risiko aufgrund der hormonellen Veränderungen bewusst. Die meisten von uns fürchten sich vor Brustkrebs und den Folgen, weil unsere Brust so eng mit unserer Weiblichkeit zusammenhängt und auch unsere äußere Erscheinung mitprägt. Brustkrebs ist zwar die häufigste Krebserkrankung bei Frauen, aber zehnmal mehr Frauen sterben an Herz-Kreislauf-Erkrankungen. Es ist irrational, dass wir unserem Herz und unseren Gefäßen so wenig Aufmerksamkeit schenken, geht doch von ihnen die größte Gefahr für unsere Gesundheit im Alter aus. Aber auch Ärzt:innen sind häufig nicht für das Frauenherz sensibilisiert, und es fällt ihnen schwer, Risiken richtig einzuschätzen. All das führt dann dazu, dass Herzbeschwerden bei Frauen oft weniger ernst genommen werden – und das Männerherz eine bessere Behandlung bekommt.

Wenn man ein Frauenherz mit einem Männerherz vergleicht, fallen anatomische Unterschiede auf: Es ist etwa drei Zentimeter kleiner, weniger muskulös und elastisch sowie rund 50 Gramm leichter. Das heißt gleichzeitig, dass unser Herz mehr leisten muss und etwa zehnmal mehr in der Minute schlägt. Unser Herz ist auch stressempfindlicher, es reagiert also schneller auf Situationen, die uns zu schaffen machen. Und diese werden in den Wechseljahren leider mehr statt weniger.

Wenn Herz und Gefäße in die Wechseljahre kommen …

An deinem Herz und deinen Gefäßen macht sich der Wegfall von Östrogen direkt bemerkbar: Denn es fehlt das Hormon, das die Gefäße elastisch macht, sie erweitert und entspannt. Und je weiter die Blutgefäße sind, desto niedriger ist der Blutdruck. Östrogen reguliert auch die Zucker- und Fettwerte sowie die Blutgerinnung.

Vom steigenden (»schlechten«) LDL-Cholesterin in den Wechseljahren hast du schon gelesen. Es schadet auch deinen Arterien. Und je länger deine LDL-Werte hoch sind, desto schlechter ist das für deine Gefäße. Lagert sich das LDL in den Arterien ab (das sind sogenannte Plaques), führt das zur Verhärtung, Verdickung und Verengung der Blutgefäße (Arteriosklerose). Wenn diese Plaques einreißen, können sich Blutgerinnsel bilden. Dabei besteht die Gefahr, dass dies zu einem Verschluss des Gefäßes führt (Thrombose) oder sich Teile des Gerinnsels lösen, im Blut weitertransportiert werden und an anderer Stelle ein Gefäß verstopfen (Embolie). Schlimmstenfalls kann das zu einem Herzinfarkt oder Schlaganfall führen. Finden diese Veränderungen in den Herzkranzgefäßen statt und verengen diese Arterien, spricht man von der koronaren Herzkrankheit (KHK). Das Herz wird nicht mehr gut durchblutet, was zu einem Engegefühl in der Brust und zu einem Herzinfarkt führen kann.

Einen Hinweis auf ein erhöhtes Risiko für eine Verkalkung der Arterien ist der Wert des Lipoproteins (a), kurz LP(a), da es sowohl Ablagerungen an den Gefäßwänden als auch Thrombosen fördert. Dieses Blutfett ähnelt dem LDL-Cholesterin, gilt aber als eigenständiger Risikofaktor. Vor allem, wenn in der Familie ein Herzinfarkt vor dem 50. Lebensjahr aufgetreten ist, kann dies ein Hinweis auf einen erhöhten LPa-Wert sein. Ein erhöhter LPa-Wert potenziert das Risko für Herz-Kreislauf-Erkrankungen etwa genauso wie das Rauchen. Wenn der Wert über 30 bis 50 mg/dl liegt, ist ein niedriger LDL-Wert umso wichtiger, dieser sollte dann zwischen 50 und 100 mg/dl oder noch darunter liegen. Lange Zeit galt die Empfehlung, den LPa-Wert nur einmal im Leben bestimmen zu lassen. Mittlerweile weiß man aber, dass dieser Wert bei Frauen nach der Menopause ansteigen kann, sodass bei Auffälligkeiten der Bluttest nach ein paar Jahren wiederholt werden sollte.

War dein Blutdruck früher auch niedrig?

Bluthochdruck ist die häufigste chronische Erkrankung. Ein Viertel aller Deutschen hat einen zu hohen Blutdruck. Frauen sind davon besonders nach der Menopause betroffen. So zeigt eine Studie aus Deutschland, dass 77 Prozent der Frauen mit Bluthochdruck in der Postmenopause sind. War vor den Wechseljahren der Blutdruck bei Frauen eher niedrig, steigt er scheinbar ohne Grund spätestens nach der Menopause. Darüber hinaus sorgt die höhere Empfindlichkeit gegenüber Stress dafür, dass unser Blutdruck nach oben schnellt. Das alles sind Hinweise darauf, dass der Schutz durch das Östrogen nachlässt.

Gerade in den Wechseljahren wird Bluthochdruck, der mit Kopfschmerzen, Schlafstörungen und Herzstolpern einhergehen kann, oft den vasomotorischen Symptomen zugeordnet – und erst spät oder nur per Zufall richtig erkannt. Deshalb solltest du deinen Blutdruck nicht nur regelmäßig kontrollieren, sondern wenn er steigt, zur Abklärung eine Kardiolog:in aufsuchen. Die Blutdruckwerte sind bei Frauen häufig nicht optimal eingestellt und werden nicht ausreichend mit Medikamenten behandelt. Wenn du jedoch rechtzeitig und konsequent gegen deinen Bluthochdruck aktiv wirst, sinkt dein Risiko für einen Herzinfarkt oder Schlaganfall, dein Herzmuskel wird nicht dauerhaft geschädigt und du schützt dich möglicherweise vor Demenz. Bluthochdruck ist so etwas wie eine tickende Zeitbombe.

Du weißt sicherlich, dass es beim Blutdruckmessen immer zwei Werte gibt: Der erste zeigt den systolischen Blutdruck (dieser misst den maximalen Druck, mit dem das Blut durch den Körper gepumpt wird), der zweite den diastolischen Blutdruck (dieser gibt den niedrigsten Druck an, wenn das Herz sich entspannt). Weil ein hoher Blutdruck bei Frauen gefährlicher als bei Männern zu sein scheint, wird Frauen mittlerweile häufig ein systolischer Wert unter 130 oder bei bestimmten Risiken auch unter 120 Hg/Millimeter empfohlen. Die Leitlinien wurden allerdings noch nicht angepasst. Da gelten weiterhin 140 Hg/Millimeter als Grenze zum Bluthochdruck.

Unterschätztes Risiko: Der Herzinfarkt bei Frauen

Frauen erleiden seltener einen Herzinfarkt als Männer. Unter 55 Jahren sterben sie aber häufiger daran. Das hat mehrere Gründe:

- Sie kennen die Anzeichen des weiblichen Herzinfarkts nicht.
- Sie stufen die Symptome als nicht so gefährlich ein.
- Sie nehmen die eigenen Beschwerden nicht ernst.
- Sie zögern zu lange, bis sie zur Ärzt:in gehen oder den Notdienst rufen.
- Auch Ärzt:innen sind mit den Symptomen nicht immer vertraut – und es vergeht immer noch zu viel wertvolle Zeit – gerade bei jüngeren Patientinnen.

Du kennst sicherlich das bekannteste Symptom eines Herzinfarkts: den Druck auf der Brust, der in den linken Arm ausstrahlen kann. Die Symptome bei Frauen sind unspezifischer. Der Druck auf der Brust kann, muss aber nicht auftreten, dafür sind beispielsweise Oberbauch- oder Rückenschmerzen, Übelkeit, Schwindel, Kopfschmerzen, Kurzatmigkeit oder auch Kiefer- und Gaumenschmerzen möglich. Also alles Symptome, die auch andere Ursachen haben könnten.

Frauen kennen ihren Körper meist gut. Daher solltest du, wenn du das Gefühl hast, dass etwas nicht stimmt, den Notruf wählen. Leider werden Herzsymptome bei Männern immer noch ernster genommen als bei Frauen. Wenn du in der Klinik bist und einen Herzinfarkt vermutest, frage nach einem EKG und/oder Blutbild. Damit lässt sich ein Herzinfarkt nachweisen.

Zeit spielt eine wichtige Rolle beim Herzinfarkt: Je schneller du behandelt wirst, desto größer sind deine Überlebenschancen und umso mehr Spätfolgen lassen sich verhindern. Denn bei einem unbehandelten Herzinfarkt geht mit jeder Stunde Warten Herzgewebe für immer verloren. Das führt leider dazu, dass etwa die Hälfte der Patient:innen innerhalb eines Jahres nach diesem Ereignis verstirbt.

Don't break my heart

Eine Erkrankung mit ähnlichen Symptomen wie der Herzinfarkt ist das Broken-Heart-Syndrom. Frauen in der Postmenopause machen 90 Prozent der Erkrankten aus – vermutlich weil der schützende Effekt des Östrogens fehlt. Der Name spricht dabei für sich, denn dieser vorübergehende Funktionsverlust des Herzens wird durch starken emotionalen Stress ausgelöst. Das kann Liebeskummer sein, ein Todesfall, aber auch freudige Ereignisse. Es kommt dann zu einer übermäßigen Ausschüttung von Adrenalin, die offenbar den Herzmuskel schädigt. Die Erkrankung kann ebenfalls lebensbedrohlich sein, meist erholt sich das Herz aber wieder. Das Broken-Heart-Syndrom ist ein extremes Beispiel, wie viel stärker Frauen auf Stress reagieren – und zeigt, wie wichtig die Reduktion von Stress für unsere Gesundheit ist.

Wenn dein Herz aus dem Takt gerät

Herzbeschwerden sind beunruhigend. Wenn das Herz bis zum Hals klopft, rast oder stolpert (Extrasystolen), machen sich viele Frauen in den Wechseljahren Sorgen, weil sie nicht einschätzen können, ob und wie gefährlich diese Symptome sind. Die Beschwerden sollten immer kardiologisch abgeklärt werden, meistens sind sie zum Glück harmlos. Ärzt:innen können also keine organische Ursache finden, weisen aber Patientinnen leider auch nicht unbedingt darauf hin, dass diese Symptome in den Wechseljahren recht häufig auftreten.

Für die Beschwerden ist oft das fehlende bzw. schwankende Östrogen verantwortlich: Auch am Herz sitzen Östrogenrezeptoren, die nicht mehr wie früher besetzt werden und diese Unregelmäßigkeiten auslösen. Bei starken Beschwerden können Medikamente den Herzrhythmus stabilisieren, eine ausreichende Zufuhr von Magnesium und Kalium ist ebenfalls für einen regelmäßigen Herzschlag wichtig. Auch eine Hormonersatztherapie kann wieder für mehr Balance sorgen. Da Schilddrüsenhormone ebenfalls Funktionen des Herzens regulieren, kann eine zusätzliche Kontrolle dieser Werte sinnvoll sein.

Hormone sind gut fürs Herz

Mit einer Hormonersatztherapie können viele Risiken für die Herzgesundheit reduziert werden. Sie ist aber bislang nicht für die Prävention von kardiovaskulären Erkrankungen zugelassen. Ende der 1990er-Jahre war das die Intention der WHI-Studie: aufzuzeigen, dass Hormone gut fürs Herz sind. Aber die Ergebnisse konnten genau das offenbar nicht bestätigen, was unter anderem zum vorzeitigen Abbruch der Studie führte.

Mittlerweile weiß man, dass das erhöhte Risiko für die koronare Herzkrankheit nur die Frauen betraf, die beim Start der HRT bereits älter als 60 Jahre waren. Bei den Frauen unter 60 Jahren gab es dagegen deutlich weniger Herzinfarkte und Ablagerungen in den Gefäßen im Vergleich zu Frauen, die ein Placebomedikament erhielten. Das war bei der alleinigen Gabe von Östrogen besonders ausgeprägt, aber auch bei der kombinierten Therapie aus Östrogen und Gestagen.

Es zeigt, dass der Zeitpunkt des Therapiestarts besonders wichtig ist: Je früher mit einer HRT begonnen wird, desto geringer ist meistens das Risiko, dass es bereits Vorschädigungen der Gefäße gibt. Das ist relevant, da eine HRT sonst kontraproduktiv sein kann: Wenn die Gefäße im fortgeschrittenen Alter nicht mehr ganz gesund sind, kann Östrogen dort nicht mehr so gut wie früher wirken. Das kann Ablagerungen an den Arterienwänden begünstigen. So ganz genau weiß man das noch nicht, aber dies würde das erhöhte Risiko für einen Herzinfarkt oder Schlaganfall erklären, was die WHI-Studie für die älteren Frauen gezeigt hatte.

Dieses »Window of opportunity« hast du bereits in Kapitel 2 kennengelernt. Im Zeitraum bis zu zehn Jahre nach der Menopause sind deine Gefäße normalerweise noch gesund und Hormone haben auf sie einen positiven Einfluss: Die Gefäßdicke nimmt unter einer HRT weniger zu und Arteriosklerose kann dadurch verringert oder stabilisiert werden. Auch der Blutdruck wird gesenkt. Mit der Anwendung von 17-ß-Östradiol über die Haut umgehst du außerdem das Risiko für Thrombosen und Embolien. Eine HRT hat allerdings keine Langzeitwirkung für Herz und Gefäße über die Dauer der Anwendung hinaus. Wenn du bereits älter als 60 Jahre bist, solltest du mit deiner Ärzt:in besprechen, ob Hormone für dich noch infrage kommen.

Die Hormonersatztherapie reduziert auch das Risiko für Diabetes Typ 2 um 30 bis 50 Prozent – was für die kardiovaskuläre Gesundheit gefährdeter Frauen äußerst relevant sein kann. Etwa acht Prozent aller Frauen sind von Altersdiabetes betroffen, die Erkrankung geht häufig mit Bluthochdruck einher und potenziert das Risiko für Herzinfarkt, Herzschwäche, Schlaganfälle und Durchblutungsstörungen.

Auch Frauen mit Bluthochdruck und Thrombosen können nach sorgfältiger ärztlicher Prüfung weiterer Risikofaktoren eine HRT (17-ß-Östradiol) in niedrigen Dosierungen transdermal anwenden. Diese wird in Bezug auf die Blutgerinnung als neutral, in Bezug auf den Bluthochdruck als neutral bis positiv eingestuft – im Gegensatz zu einer oralen Therapie. Nach einem Schlaganfall oder Herzinfarkt mit Arteriosklerose kommt eine kombinierte HRT dagegen meistens nicht infrage. Generell ist die Entscheidung für oder gegen eine Hormonersatztherapie immer eine Entscheidung zwischen möglichen Risiken und individuellem Leidensdruck.

Kennst du dein Risiko?

Es gibt Risiken für Herz-Kreislauf-Erkrankungen, die alle Geschlechter betreffen (Rauchen, Alkoholkonsum, Übergewicht, Diabetes, Bluthochdruck etc.), von einigen sind aber vor allem oder nur Frauen betroffen. So hat generell die Dauer der fruchtbaren Lebensspanne Einfluss auf das Risiko für Herz- und Gefäßerkrankungen. Studien zeigen: Je länger unser Körper Östrogen ausschüttet, desto mehr sind wir vor einem Schlaganfall geschützt. Frauen, die spät ihre erste Menstruation hatten und früh in die Wechseljahre kommen (beispielsweise nach einer Krebserkrankung), haben daher ein erhöhtes Risiko.

Wenn du in einer Schwangerschaft Diabetes oder Bluthochdruck entwickelt hast, ist dein Risiko für das Wiederauftreten in den Wechseljahren – und damit für Herz-Kreislauf-Erkrankungen – mehr als doppelt so hoch. Auch eine Schwangerschaftsvergiftung birgt ein erhöhtes Risiko – diese Frauen sind später oft von Bluthochdruck betroffen. Zu den schwangerschaftsbedingten Risiken zählen auch mehrere Fehl- und auch Frühgeburten.

Weitere – meist frauenspezifische – Hinweise auf erhöhte Risiken sind Hitzewallungen, die bereits zu Beginn der Perimenopause auftreten, Insulinresistenz, Endometriose, PCOS oder auch Autoimmunerkrankungen (Lupus erythematodes, rheumatoide Arthritis, Hashimoto etc.). In den USA erhalten Frauen bei solchen Vorbelastungen präventiv häufig Acetylsalicylsäure (ASS) und Medikamente zum Senken der Blutfettwerte. Bei uns ist das noch keine Standardtherapie.

Wenn du von einer oder mehrerer dieser Risikofaktoren betroffen bist, berichte deiner Hausärzt:in, Gynäkolog:in oder Kardiolog:in davon. Da Herz-Kreislauf-Erkrankungen die häufigste Todesursache sind, ist es wichtig, dass du dein persönliches Risiko kennst und rechtzeitig Verantwortung für deine kardiovaskuläre Gesundheit übernimmst. Leider steckt die Gendermedizin noch in den Kinderschuhen, deshalb solltest du dich selbst um diese Themen kümmern und aktiv an der Senkung deines Blutdrucks und deiner Blutfettwerte arbeiten. Über Ernährung, Sport und Lifestyle-Anpassungen, aber auch mit Medikamenten, die häufig besser sind als ihr Ruf.

Keine Angst vor Statinen!

Wenn bei dir Ablagerungen in den Gefäßen entdeckt werden, heißt das auf keinen Fall, dass du automatisch einen Herzinfarkt bekommst. Man sieht den Ablagerungen nicht an, ob sie gut- oder bösartig sind, also an der Gefäßwand verbleiben oder sich lösen könnten. Es ist aber wichtig, dass sie stabilisiert werden, damit sie die Gefäße nicht verstopfen. Die Standardtherapie dafür sind sogenannte Statine. Diese Medikamente reduzieren Entzündungsprozesse in den Ablagerungen, stoppen so das weitere Wachstum und können sie sogar ein wenig abbauen.

Frauen erhalten diese Therapie allerdings seltener als Männer. Das liegt auf der einen Seite daran, dass Ärzt:innen mit der Verordnung bei Frauen zurückhaltender sind, weil ihnen die Herzproblematik bei Frauen oft nicht so bewusst ist. Auf der anderen Seite liegt das aber auch an den Patientinnen selbst: Nach dem Lesen des Beipackzettels wollen viele die Medikamente nicht nehmen oder setzen sie aufgrund der Nebenwirkungen wie Muskelschmerzen ab. Diese sind bei Frauen oft stärker ausgeprägt – auch weil Statine wie die meisten Medikamente vor allem an Männern getestet wurden.

Statine können aber noch mehr, denn sie sind auch die beste Möglichkeit, um das LDL-Cholesterin, das in den Wechseljahren steigt, zu senken und zu verhindern, dass es in den Gefäßwänden eingelagert wird. Damit sind sie ein wichtiger Baustein für den Schutz vor Herzinfarkt und Schlaganfall.

Wenn du verschiedene Statine probiert hast und überhaupt nicht verträgst, erkundige dich nach Alternativen. Du solltest erste Ablagerungen in den Gefäßen sowie ein hohes LDL-Cholesterin unbedingt ernst nehmen, da beides großen Einfluss auf deine Gesundheit im Alter hat. Leider gibt es bislang keine bessere Möglichkeit als die dauerhafte Einnahme von Medikamenten, um diese Risiken zu reduzieren. Viele Frauen stehen Medikamenten grundsätzlich skeptischer als Männer gegenüber und setzen lieber auf Bewegung und Anpassungen der Ernährung – was beides unbedingt erforderlich sowie immer richtig und wichtig ist! Diese Maßnahmen kommen aber hier leider an ihre Grenzen, da damit nur eine LDL-Senkung von etwa 10 bis 15 Prozent erreicht wird. Frauen, die sich eh schon gesund ernähren, haben noch geringere Erfolge. Bei Frauen mit Übergewicht und ungesunder Ernährung haben Anpassungen im Lebensstil dagegen eine etwas stärkere Wirkung.

Was tut deinem Herz gut?

Die besten Ernährungsformen für dein Herz hast du bereits kennengelernt: die Mittelmeer- und die DASH-Diät. Bei der zweiten steht neben einer pflanzenbasierten, proteinreichen Ernährung mit gesunden Fetten zusätzlich der Verzicht auf Alkohol und die Reduktion von Salz im Vordergrund. Darüber hinaus sind Ausdauertraining und Kraftsport elementare Bausteine, denn sie senken den Blutdruck, beeinflussen Blutfette positiv und beugen Herz-Kreislauf-Erkrankungen vor. Mit Sport trainierst du nicht nur deine Bein-, Bauch- und Armmuskeln, sondern auch deinen Herzmuskel, sodass mehr sauerstoffreiches Blut in deinen Körper gelangen kann. Weil Krafttraining für mehr Muskelmasse sorgt, können mehr gesundheitsfördernde Botenstoffe (die sogenannten Myokine) ausgesendet werden.[29] Mittlerweile werden daher auch von Kardiolog:innen zusätzlich zum Ausdauertraining Kraftübungen empfohlen.

Hormone sind in den meisten Fällen ebenfalls gut für dein Herz und ihr Einsatz zur Prävention von Herz-Kreislauf-Erkrankungen bei gesunden Frauen unter 60 Jahren wird immer wieder diskutiert. Für Frauen, die keine Hormone nehmen, sind die Lifestyle-Anpassungen umso wichtiger – sowie Medikamente zur Regulierung des Blutdrucks und der Blutfette.

29 Siehe Kapitel »Joggen ist gut, Kraftsport ist besser«.

Wenig Salz senkt den Blutdruck

Einer der größten Risikofaktoren für Bluthochdruck ist Kochsalz. Gleichzeitig steckt in der Salzreduktion bei den meisten Menschen eine einfache und große Chance, den Blutdruck zu senken. Bei fünf Gramm Salz am Tag sollte Schluss sein, wir essen aber eher die doppelte Menge. Fertigprodukte und Brot zählen zu den größten Übeltätern. In anderen Ländern wird bereits mit weniger Salz gebacken, bei uns bisher nicht. Aber auch beim Nachsalzen darfst du gern zurückhaltender sein.

Der Verzicht auf Alkohol ist ebenfalls gut für dein Herz und deinen Blutdruck, besonders, wenn du bereits kardiovaskuläre Probleme hast. Schon ein Glas Bier oder Wein am Tag bringen den Blutdruck nach oben. Rote Bete senkt ihn dagegen und macht die Gefäße weit, kann also einen Teil der Aufgaben des Östrogens übernehmen. Auch L-Arginin, eine stickstoffreiche Aminosäure, wirkt ähnlich wie Rote Bete. Du findest sie vor allem in Mandeln, Erdnüssen, Kürbiskernen, Soja, Fisch und Geflügelfleisch.

Wenn du stark übergewichtig bist, hast du bestimmt schon von den neuen Abnehmspritzen gehört. Sie sollen adipöse Menschen unterstützen, Gewicht zu verlieren und/oder einen Typ 2 Diabetes besser in den Griff zu bekommen. Mittlerweile ist auch bekannt, dass sie das Risiko für einen Herzinfarkt, Schlaganfall oder andere Herz-Kreislauf-Erkrankungen deutlich reduzieren.

Tipp:

Die Wechseljahre sind die richtige Zeit, um deinem Herz mehr Aufmerksamkeit zu widmen! Wir Frauen sind für Herz-Kreislauf-Erkrankungen besonders gefährdet – aber mit Maßnahmen zur Kontrolle und Senkung des Blutdrucks und der Blutfettwerte können wir viel für unsere Gesundheit im Alter erreichen. Achte konkret darauf, dass dein systolischer Blutdruck unter 130 Hg/Millimeter und dein LDL-Wert möglichst unter 100 mg/dl liegen!

4.2 Mit starken Knochen gesund alt werden

»ICH WAR ERST MAL SCHOCKIERT, ALS ICH HÖRTE, DASS ICH EINE OSTEOPENIE HABE. ICH WAR DA ERST 54. ABER DIE DIAGNOSE HAT MICH DAZU GEBRACHT, KONSEQUENT KRAFTTRAINING ZU MACHEN.« (Anne)

Osteoporose gilt als Krankheit der alten Frauen. Wird sie diagnostiziert, ist die Knochendichte unter das normale Maß gefallen. Dieser Prozess beginnt aber nicht erst im hohen Alter: Unsere Knochenmasse nimmt nach der Menopause um bis zu vier Prozent jährlich ab. Frauen sind von Osteoporose sehr viel stärker betroffen als Männer. So erkrankt etwa jede vierte Frau über 50 Jahren an Osteoporose, ab 75 Jahren ist es bereits jede zweite. Eine Osteoporose siehst und spürst du nicht – auch deshalb bleibt sie häufig lange unbemerkt. Die Dunkelziffer ist entsprechend hoch.

Vor den Wechseljahren hemmt Östrogen die Aktivität der knochenabbauenden Zellen, es fördert die Kalziumaufnahme und steigert die Durchblutung des Knochens. Östrogen ist außerdem wichtig für die Koordination von Bewegung und damit der Vorbeugung von Stürzen. Wenn der Hormonspiegel sinkt, nehmen diese Vorteile allerdings ab und der Knochenschutz wird immer weniger. Aber nicht nur Östrogen, auch Progesteron hat einen positiven Einfluss auf unsere Knochen, da es den Aufbau neuer Knochensubstanz fördert. Der Wegfall beider Hormone erklärt, warum Frauen deutlich häufiger als Männer von Osteoporose betroffen sind.

Weitere Risikofaktoren sind eine familiäre Vorbelastung, Bewegungsmangel und eine zierliche Figur mit einem geringen Körperfettanteil. Im Hinblick auf deine Ernährung solltest du Wurst- und Fleischwaren, Schmelzkäse, Salz, Fast Food und Softdrinks meiden, da diese als Kalziumräuber gelten. Auch eine Schilddrüsenüberfunktion, Kortison und andere Medikamente können deinen Knochen schaden. Und bei einem Mangel an Vitamin D tritt die Knochenerkrankung früher auf, ebenso wird der Verlauf der Erkrankung dadurch ungünstig beeinflusst.

Deine Risiken steigen nach der Menopause

Der Knochenabbau verstärkt sich deutlich nach der Menopause. In den ersten 10 Jahren nach der letzten Menstruation kannst du bis zu 30 Prozent deiner Knochendichte verlieren. Je schneller die Knochenmasse abgebaut wird, umso höher ist auch die Wahrscheinlichkeit, dass du eine Osteoporose entwickelst. Beim Vergleich radiologischer Aufnahmen vor und nach der Menopause sind die poröseren Knochen deutlich zu erkennen.

Bei Frauen mit Osteoporose können bereits harmlose Auslöser zu Knochenbrüchen führen. Häufig trifft es die Wirbelkörper in der Lendenwirbelsäule, das Handgelenk oder den Oberschenkelhals. Der Oberschenkelhalsbruch gehört zu den gravierendsten Folgen einer Osteoporose. Frauen sind davon etwa viermal so häufig betroffen wie Männer. Etwa ein Fünftel der Patient:innen bleibt bettlägerig oder wird pflegebedürftig. Viele wollen ihren Körper nach einem Bruch schonen, verlassen das Haus nur noch selten und finden sich mit einer eingeschränkten Beweglichkeit ab. Das ist kontraproduktiv, denn die Knochen- und Muskelmasse wird dann weiter abgebaut.

Ein Schutz vor Osteoporose ist auch deshalb wichtig, weil die mangelnde Bewegung schwerwiegende Folgeerkankungen verursachen, zu einer deutlichen Einschränkung der Lebensqualität und einer insgesamt verringerten Lebenserwartung führen kann. Wenn du auch im Alter ein selbstbestimmtes Leben führen willst, solltest du daher dein persönliches Risiko für Osteoporose kennen und wissen, wie du es reduzieren kannst.

Erhöhte Risiken für poröse Knochen

Ein besonders hohes Risiko für Osteoporose haben Frauen, die vorzeitig in die Wechseljahre kommen und deshalb länger mit weniger Östrogen auskommen müssen. Das betrifft auch Frauen, die nach einer Brustkrebserkrankung eine Anti-Hormontherapie erhalten, mit der die Bildung von Östrogen zusätzlich blockiert wird. Präventive Maßnahmen für den Erhalt der Knochengesundheit sind für diese Frauen deshalb besonders wichtig. Frauen mit Essstörungen in der Vergangenheit oder Gegenwart, etwa Magersucht oder Bulimie, haben ebenfalls ein erhöhtes Risiko für eine Osteoporose. Sie nehmen über ihre Ernährung häufig zu wenig Kalzium auf. Dazu musst du wissen, dass der Körper bis zum 30. Lebensjahr überwiegend mit dem Aufbau der Knochenmasse beschäftigt ist, danach fängt bereits der Abbau an. Bei jungen Frauen mit Essstörungen kann dieser Aufbau gestört sein und deshalb können die Knochen schneller brüchig werden. Verstärkt wird diese Entwicklung durch Zyklusstörungen bei den Betroffenen wie das Ausbleiben der Menstruation.

Was schützt deine Knochen?

Die besten Maßnahmen zum Schutz vor Osteoporose sind:

- Regelmäßige Bewegung und (Kraft-)sport (möglichst an der frischen Luft),
- eine kalziumreiche Ernährung (zum Beispiel Milch, Brokkoli, Kresse, Tofu, Parmesan oder Fetakäse sowie kalziumreiches Mineralwasser),
- eine ausreichende Versorgung mit Vitamin D.

Deinen Kalziumbedarf von 1.000 bis 2.500 mg kannst du in der Regel gut über eine ausgewogene Ernährung decken. Veganer:innen sind manchmal unterversorgt und sollten ihre Kalziumzufuhr im Auge behalten. Beim Vitamin D ist die Situation allerdings schwieriger:[30] Wir produzieren den Großteil über unsere Haut – vorausgesetzt, die Sonne scheint und die UV-B-Strahlung hat eine bestimmte Wellenlänge. In den Wintermonaten können wir gar kein Vitamin D produzieren und unser Körper muss auf die Vorräte aus dem Sommer zurückgreifen. Allerdings verbringen wir auch in der warmen Jahreszeit die meiste Zeit in Innenräumen. Und wenn du dich doch draußen aufhältst, trägst du vermutlich gewissenhaft einen Sonnenschutz auf. Das verhindert aber die Produktion von Vitamin D genauso wie die vollständige Bedeckung des Körpers (aus religiösen oder anderen Gründen). Erschwerend kommt hinzu, dass die Produktion über die Haut im Alter deutlich nachlässt und Frauen davon besonders betroffen sind, weil ihnen der positive Einfluss des Östrogens fehlt. Tatsächlich sind mehr als 75 Prozent aller Deutschen mit Vitamin D unterversorgt. Das bedeutet, dass die Wahrscheinlichkeit hoch ist, dass auch du davon zu wenig hast, um deine Knochen gesund zu halten. Deshalb kann eine gezielte Nahrungsergänzung sinnvoll sein (ca. 800 bis 4.000 IE/Tag[31] bzw. entsprechend des individuellen Bedarfs). Weil Vitamin D fettlöslich ist, solltest du es am besten zu einer Mahlzeit aufnehmen. Zu wenig Vitamin D kann auch einen Hormonmangel begünstigen, da es an der Synthese der Sexualhormone beteiligt ist, wodurch sich Wechseljahresbeschwerden verstärken können. Auch deshalb ist eine ausreichende Versorgung mit Vitamin D wichtig.

30 Was umgangssprachlich Vitamin D genannt wird, heißt wissenschaftlich Vitamin D3.

31 IE = Internationale Einheiten

Vitamin D wird häufig in Kombination mit dem Vitamin K2 angeboten. Tatsächlich gibt es bislang keine Studien, die den expliziten Nutzen von K2 für unsere Knochengesundheit belegen, weshalb es auch in den Leitlinien nicht empfohlen wird. In anderen Ländern, darunter Japan, wird K2 dagegen sehr häufig bei Osteoporose verordnet. Vielleicht wird sich das auch bei uns künftig ändern, wenn mehr Erkenntnisse über den Einfluss von K2 auf die Knochengesundheit vorliegen.

Hormone bei Osteoporose?

Auch wenn der positive Effekt des Östrogens auf den Knochenstoffwechsel bekannt ist, ist eine Hormonersatztherapie bisher nicht für die Prävention von Osteoporose zugelassen. Eine Anwendung ist nur dann vorgesehen, wenn andere Medikamente nicht helfen oder nicht vertragen werden. Studien mit an Osteoporose erkrankten Frauen zeigen, dass Östrogen die Knochen stabilisieren und sogar wieder etwas aufbauen kann. Es kommt bei Frauen unter HRT auch zu weniger Knochenbrüchen.

Von einer HRT gegen Beschwerden in den Wechseljahren profitieren daher automatisch auch deine Knochen. Gerade Frauen, die vorzeitig die Menopause erleben oder eine familiäre Vorbelastung für Osteoporose haben, sollten die Vorteile und Risiken einer HRT sorgfältig gegeneinander abwägen. Denn aufgrund unserer hohen Lebenserwartung sind starke Knochen unerlässlich. Wir leben in einer alternden Gesellschaft, in der Osteoporose mehr Aufmerksamkeit erhalten sollte. Und das nicht nur, weil es uns mit gesunden Knochen besser geht, sondern auch, weil mit Präventionsmaßnahmen Gesundheitskosten erheblich eingespart werden könnten: So zeigen Schätzungen, dass sich mit einer breiteren Anwendung von Hormonen – neben dem Gewinn an Lebensqualität – rund die Hälfte der Oberschenkelhalsbrüche bei Frauen vermeiden ließe, was zu Kosteneinsparungen in Milliardenhöhe führen könnte.

Östrogen hat einen positiven Effekt auf die Knochengesundheit, allerdings nur, solange es angewendet wird. Nach Absetzen der Therapie setzt der Verlust an Knochenmasse wieder ein. Deinen Knochen geht es am besten, wenn sie dauerhaft mit Östrogen versorgt werden. Der Östradiol-Wert sollte dafür bei mindestens 40 pg/ml liegen. In der Postmenopause kann eine Kontrolle dieses Wertes sinnvoll sein, um zu prüfen, ob der Schutz für den Knochen gewährleistet ist.

Das Puzzleteil HRT alleine reicht deinen Knochen allerdings nicht! Wie fast immer geht diese Maßnahme Hand in Hand mit einer ausgewogenen Ernährung (Proteine!), der Zufuhr von Nährstoffen (Vitamin D, Kalzium und Magnesium) sowie vor allen Dingen mit Kraftsport, um deine Knochen und Muskeln mit Belastung und Druck zu stärken. (Siehe Seite 191)

Tipp:

Eine gute Investition ab etwa 50 Jahren ist eine Knochendichtemessung: Die sogenannte DXA-Messung gilt als Goldstandard für die Bestimmung der Knochendichte. Dabei handelt es sich um eine radiologische Untersuchung mit sehr geringer Strahlenbelastung. Radiologische oder sportmedizinische Praxen bieten diese Messung an. Wenn deine Mutter oder Großmutter einen krummen Rücken oder einen Oberschenkelhalsbruch hatte, solltest du diese Untersuchung unbedingt machen lassen. Allerdings zahlen die gesetzlichen Krankenkassen diese Untersuchung bislang nur, wenn bei dir ein erhöhtes Risiko besteht oder bei dir bereits eine Osteoporose diagnostiziert wurde. Mit dieser Messung kann auch eine Osteopenie, das ist die Vorstufe einer Osteoporose, festgestellt werden. Bei dieser ist deine Knochendichte bereits leicht verringert, hat aber noch keinen Krankheitswert. Deine Ärzt:in wird dich beraten, wie du ein Fortschreiten zur Osteoporose verhindern kannst. Und du solltest die Messung nach zwei bis drei Jahren wiederholen.

4.3 Kannst du dich vor Alzheimer schützen?

»MEINE NACHBARIN HAT MIR ERZÄHLT, DASS IHR GEHIRN VOR DER MENOPAUSE AUCH WIE EIN SIEB WAR. DAS HAT MICH BERUHIGT, DENN SIE IST BLITZGESCHEIT. « (Sylvia)

Erinnerst du dich an den Film *Still Alice*, der 2014 in die Kinos kam? Julianne Moore spielt darin eine Linguistik-Professorin, die mit Anfang 50 an einer seltenen, vererbbaren Form von Alzheimer leidet und merkt, wie sie nach und nach die Kontrolle über ihr Leben verliert. Viele Frauen, die sie in dieser Rolle gesehen haben, erinnern sich bei Gedächtnisproblemen oder Wortfindungsstörungen in den Wechseljahren an den Film und haben Sorge, dass sie auch an Alzheimer leiden. Dabei sind solche Einschränkungen der geistigen Leistungsfähigkeit (»Brain fog«) typisch für die Wechseljahre, mehr als die Hälfte aller Frauen ist davon betroffen. Gerade weil die ersten Symptome von Alzheimererkrankungen den kognitiven Beschwerden in den Wechseljahren ähneln, ist die Verunsicherung so groß. Ein Unterschied ist die bei dieser Alzheimererkrankung auftretende räumliche und zeitliche Orientierungslosigkeit: Im Film geht die von Julianne Moore gespielte Wissenschaftlerin joggen. Dabei erkennt sie plötzlich Orte in ihrer Nachbarschaft nicht mehr und kann sich auch nicht an den Weg nach Hause erinnern.

Tatsächlich ist die Form von Alzheimer aus dem Film sehr selten und wird in der Regel auch früh diagnostiziert, weil sie erblich bedingt ist – und das trifft nur auf etwa drei Prozent der Alzheimererkrankungen zu. Wenn ein Elternteil betroffen ist, besteht eine fünfzigprozentige Wahrscheinlichkeit, dass auch die Kinder erkranken. Es gibt in diesen Fällen also meist eine familiäre Vorgeschichte, sodass Ärzt:innen und Betroffene früh dafür sensibilisiert sind. Genau das scheint aber prinzipiell das Problem bei der Demenzerkrankung zu sein: Sie wird zu spät erkannt. Offenbar nimmt Alzheimer bereits 20 Jahre bevor erste Gedächtnisstörungen auftreten, seinen Anfang. Wenn er dann ausbricht, sind Verbindungen zwischen Nervenzellen und die Nervenzellen selbst bereits großflächig unwiederbringlich geschädigt, und es wird immer schwieriger, den fortschreitenden Gedächtnisverlust aufzuhalten. Zu Beginn gibt es vor allem kognitive Einschränkungen beim Abspeichern neuer Inhalte. Im weiteren Verlauf folgt der Verlust von Inhalten des Langzeitgedächtnisses sowie von erworbenen Fertigkeiten.

Bestimmte Eiweißansammlungen (Plaques[32]) im Gehirn werden für die Demenz verantwortlich gemacht, sie stören die Kommunikation in und zwischen den Nervenzellen und sind verantwortlich dafür, dass die Zellen absterben. Unser Gehirn ist ein sehr komplexes System mit etwa 86.000 Milliarden Nervenzellen, die miteinander verbunden sind und Informationen hin- und herschicken. Die Forschung arbeitet daran, diese Plaques medikamentös zu stabilisieren und die Alzheimererkrankung dadurch zu verlangsamen. Sie effektiv aufzuhalten oder gar rückgängig zu machen, ist bislang nicht möglich. Außerdem haben die Medikamente starke Nebenwirkungen und sind in der EU noch nicht zugelassen. Andere Wirkstoffe, die bei Demenz eingesetzt werden, verbessern das Krankheitsbild bisher nur leicht.

»Ich habe mich sozusagen verloren«

Der Name der Erkrankung geht auf den Arzt Alois Alzheimer zurück. Eine seiner Patientinnen war Auguste Deter, die mit

32 Ablagerungen des Beta-Amyloid-Proteins

56 Jahren in völliger Verwirrtheit starb. Sie soll ihm gegenüber gesagt haben »Ich habe mich sozusagen verloren« – was eindrücklich die Situation von Alzheimererkrankten beschreibt.

Frauen sind überproportional von Alzheimer betroffen. Zwei Drittel der Erkrankten sind weiblich, ein Drittel männlich. Lange Zeit nahm man an, dass diese Verteilung daran liegt, dass Frauen älter werden als Männer – das sind im Schnitt immerhin fünf Jahre. Mittlerweile weiß man aber, dass sich diese Häufung nicht allein damit erklären lässt.

Die Neurowissenschaftlerin Dr. Lisa Mosconi forscht schon viele Jahre zum weiblichen Gehirn und zu Veränderungen in den Wechseljahren. Ihr verdanken wir zum Beispiel Gehirnscans, die Veränderungen in der Stoffwechselaktivität im Gehirn von Frauen vor und nach der Menopause zeigen. Vielleicht ahnst du es schon, aber der Zustand unseres Gehirns verschlechtert sich in den Wechseljahren, die Stoffwechselaktivität nimmt ab. Verantwortlich dafür ist offenbar erneut der Wegfall des Östrogens. Mosconi vergleicht Östrogen mit dem Treibstoff für einen Motor, es hält das Gehirn am Laufen. Man vermutet, dass auch die Beschwerden auf der kognitiven Ebene wie Konzentrationsschwierigkeiten und Vergesslichkeit mit dem Einfluss des sinkenden Östrogens im Gehirn zusammenhängen. Die gute Nachricht vorweg: Dein Gehirn kann den Verlust des Östrogens kompensieren, indem es auf andere Quellen zurückgreift – und die kognitiven Fähigkeiten von Frauen dann wieder denen vor der Menopause entsprechen.

Wieder zeigt sich, dass die Aufgabe unserer Sexualhormone weit über die Steuerung unseres Menstruationszyklus und unsere Fortpflanzung hinausgeht. Östrogen schützt unser Gehirn. Fehlt es nach der Menopause, lässt die Gehirnaktivität um bis zu 30 Prozent nach. In Männergehirnen gibt es diesen Abfall nicht – und im Körper auch keinen mit dem Östrogen vergleichbaren Abfall des Testosterons. Das sinkt bei ihnen zwar auch, aber deutlich weniger und nur allmählich. Testosteron schützt bei Männern die Nervenzellen, auch das könnte ein Grund sein, warum Männer seltener an Demenz erkranken.

Lisa Mosconi konnte auch zeigen, dass Frauengehirne nach der Menopause bis zu 20 Prozent mehr Plaques aufweisen, die mit der Entstehung von Alzheimer in Verbindung gebracht werden. Trotz des großen Einflusses von Östrogen auf unser Gehirn, sind die Wechseljahre aber nicht die Ursache von Alzheimer, sondern eher ein wichtiges Zeitfenster, in dem sich die hormonellen Veränderungen auch im Gehirn nachweisen lassen.

Wie du dein Demenzrisiko beeinflussen kannst

Das Alter ist der höchste Risikofaktor für eine Alzheimer-Demenz. Neben den seltenen, vererbten Varianten wie der aus *Still Alice* lassen sich andere genetische Faktoren vermuten, wenn innerhalb einer Familie Alzheimer häufiger auftritt. Die Wahrscheinlichkeit einer Erkrankung nimmt dabei ab, je größer der Verwandtschaftsgrad ist.

Aber die Ursachen für eine Demenz sind vielfältig und miteinander verwoben. Es gibt nicht die eine Präventionsmaßnahme, sondern es ist wieder einmal die Kombination aus gesunder Ernährung, Bewegung, Stressreduktion, sozialem Austausch und Neugierde auf das Leben, die uns die besten Voraussetzungen für eine gute geistige Gesundheit im Alter bietet. Welche langfristigen Folgen die hormonellen Veränderungen in den Wechseljahren haben, hängt auch von diesen Maßnahmen ab.

Bei mehr als einem Drittel der Erkrankten ist Alzheimer kein Schicksal, sondern könnte durch Veränderungen im Lebensstil – besonders bei Diabetes Typ 2, Adipositas und ungesunder Ernährung – verhindert werden. Die notwendigen Anpassungen passen zu denen für die Herzgesundheit: Denn das, was gut für dein Herz ist, unterstützt auch dein Gehirn – und umgekehrt. Bluthochdruck schadet auch deinem Gehirn, das Gleiche gilt für hohen Alkohol- und Salzkonsum. Die mediterrane Ernährung schützt vor Herz-Kreislauf-Erkrankungen – und vor Demenz. Eine Studie von 2023 zeigt, dass damit sogar das erhöhte Risiko für Menschen mit genetischer Veranlagung für Alzheimer reduziert werden kann.

Frausein erhöht das Risiko

Dass Frauen stärker von Alzheimer betroffen sind, hängt außerdem mit weiteren speziellen weiblichen Risikofaktoren zusammen. So haben Frauen, bei denen die Gebärmutter und/oder die Eierstöcke entfernt wurden, ein höheres Risiko für eine Demenzerkrankung. Die meisten wissen davon aber nichts. Das Gleiche gilt für die Frauen, die aufgrund einer frühen Menopause nur eine verkürzte fruchtbare Phase hatten. Diabetes soll das Risko für Alzheimer fast verdoppeln. Du hast bereits gelesen, dass bei Frauen das Risiko für Altersdiabetes nach der Menopause stark ansteigt und auch länger unentdeckt bleibt als bei Männern.

Auch Depressionen und Demenzerkrankungen treten häufig zusammen auf. Frauen haben ein zwei- bis dreifach erhöhtes Risiko, eine Depression zu entwickeln – diese erhöht wiederum das Demenzrisiko um das bis zu Sechsfache.

Ein erholsamer Schlaf schützt das Gehirn. Aber die Nachtruhe von Frauen ist in den Wechseljahren überproportional gestört. Deshalb sind Maßnahmen zur Schlafhygiene so wichtig (dazu gleich mehr).

Das sogenannte ApoE4-Gen geht mit einem besonders hohem Risko für Alzheimer einher: Die Nervenzellen der Träger:innen sind weniger gut geschützt, weil sie nicht ausreichend mit ungesättigten Fettsäuren versorgt werden. Frauen mit dieser Genvariante haben ein höheres Demenzrisiko als Männer. Mittlerweile wird auch diskutiert, inwieweit das ApoE4-Gen nicht nur Risikofaktor, sondern eine eigenständige genetische Variante der Erkrankung ist. ApoE4-Selbsttests gibt es in den USA, bei uns dieser Test bislang nicht erlaubt. Wichtig: Das Gen ApoE4 erhöht zwar das Risiko für Alzheimer, es muss aber nicht zur Erkrankung kommen.

Auch gutes Hören beeinflusst die Gehirngesundheit. Wenn du schlechter hörst, hat das große Auswirkungen auf dein soziales Leben. Menschen mit Hörverlust ziehen sich mehr zurück und nehmen weniger am Austausch mit anderen teil. Weil akustische Reize fehlen, nimmt die Gehirnleistung aufgrund fehlender Herausforderungen ab und neuronale Verbindungen werden gekappt. So kann sich eine Demenz schneller entwickeln als bei normalem Hörvermögen. Die einfachste Lösung dafür ist ein Hörgerät. Aber anders als Brillen sind Hörgeräte immer noch stigmatisiert und »nur was für alte Menschen«. Auch wenn Hörgeräte heute unsichtbar im Ohr verschwinden oder sogar als Ohrschmuck getragen werden können, warten Frauen und Männer meist viele Jahre, bis sie sich darum kümmern. Die Verschlechterung des Hörens ist dabei ein schleichender Prozess, an den man sich gewöhnt – und Strategien entwickelt, um das schlechte Hören zu vertuschen. Bisher fruchten die Marketingstrategien der Hörgerätehersteller nicht wirklich, die schon seit Jahrzehnten versuchen, auch Menschen in der Lebensmitte stärker für den Hörverlust zu sensibilisieren. Stattdessen gilt ein Hörgerät nach wie vor als unattraktiv – und gerade Frauen tun sich schwer damit, eine Hörhilfe zu tragen. Dabei nehmen die Nutzer:innen von Hörgeräten ihre Gesundheit ernst und wollen im sozialen Austausch bleiben. Sie sorgen für sich und wollen sich nicht zurückziehen. Studien zeigen sogar, dass besseres Hören zu einem längeren Leben führt. Angesichts unserer älter werdenden Gesellschaft sollte es daher normal ein, ein Hörgerät ins oder hinters Ohr zu klemmen!

Darüber hinaus sind die Ursachen für Demenz auch im sozialgesellschaftlichen Bereich und in tradierten Geschlechterrollen zu finden: So leisten Frauen immer noch deutlich mehr Care-

Arbeit als Männer. Aber auch die Pflege von Angehörigen ist eine große Herausforderung, die wiederum gesundheitliche Folgen, darunter auch ein erhöhtes Demenzrisiko hat, da die Betreuung in körperlicher wie psychischer Hinsicht oft sehr kräftezehrend und belastend ist. Es fehlt ein abwechslungsreicher Tagesablauf und der Austausch mit anderen Menschen, der gut für unsere Kognition ist. Die eigene Fürsorge kommt zu kurz und viele Frauen ziehen sich sozial zurück.

Mit Selbstfürsorge gegen Demenz

Eine dauerhafte Ausschüttung von Stresshormonen schadet ebenfalls deinem Gehirn. Eine Langzeitstudie zeigt, dass das Risiko für eine Demenz umso höher ist, je mehr Stressereignisse ein Mensch in seiner Vergangenheit erlebt hat. Das Gleiche gilt für Leistungsdruck am Arbeitsplatz. Deshalb ist Selbstfürsorge so entscheidend für deine Gesundheit allgemein und die Prävention von Demenz im Speziellen. Du musst gut für dich sorgen, du musst lernen, »Nein« zu sagen, sonst schadest du dir mehr, als du vielleicht ahnst. Wie du Druck und Anspannung reduzierst, ist individuell. Finde heraus, was dir persönlich hilft und am besten in deinen Alltag passt. Das kann ein bewusstes, ruhiges Ein- und Ausatmen sein, Aktivitäten wie Autogenes Training, Spaziergänge in der Natur, Digital Detox oder Zeit mit Menschen zu verbringen, die dir guttun. Frauen zögern oft zu lange, bis sie sich selbst in den Mittelpunkt stellen und mehr für sich tun. Dabei können die anderen warten, auch wenn sie dich brauchen!

Geist und Körper stärken

Auch mangelnde Bildung gilt als Risikofaktor für Demenz. Frauen, die heute zwischen 70 und 90 Jahre alt sind, hatten deutlich schlechtere Bildungschancen als die Generation X und die Millennials. Allerdings ist Bildung per se auch keine Garantie für den Schutz vor dem Gedächtnisverlust, das zeigen Erkrankungen von Intellektuellen wie dem Schriftsteller und Philosoph Walter Jens oder der ehemaligen Premierministerin Margaret Thatcher.

Trotzdem wird geistige Stimulation generell als Maßnahme zur Vorbeugung von Alzheimer empfohlen. Dein Gehirn ist wie ein Muskel, den du trainieren kannst. Und das machst du am besten mit viel Abwechslung und neuen Herausforderungen. Wenn du immer schon mal Italienisch lernen wolltest, ist das nicht nur für den nächsten Urlaub, sondern auch für die Prävention von Alzheimer eine gute Idee. Lernen fordert dein Gehirn und hält dich geistig fit. Ändere deine Routinen, sei neugierig und lass dich auf Neues ein. Dafür sind die Wechseljahre genau die richtige Zeit!

Helfen Hormone dem Gehirn?

Wenn das sinkende Östrogen unser Gehirn anfälliger für Schäden an den Nervenzellen macht, fragst du dich vielleicht, ob eine Hormonersatztherapie dich davor schützen kann. Leider gibt es darauf bislang keine eindeutige Antwort. Einige Studien zeigen positive Effekte, andere negative. Vermutlich spielt auch hier wieder das »Window of opportunity« eine Rolle. Wenn eine HRT in den ersten zehn Jahren nach der Menopause begonnen wird, hat sie offenbar einen positiven Einfluss auf den Gehirnstoffwechsel, bei späterem Beginn kann sie die Entstehung von Alzheimer begünstigen. Das liegt vermutlich daran, dass die Rezeptoren dann nicht mehr so gut auf das Östrogen reagieren. Bei bereits diagnostizierter Demenz kann eine HRT die geistige Leistungsfähigkeit nicht mehr verbessern. Es gibt aber insgesamt zu wenig Studien und zu viele widersprüchliche Aussagen, um eine Empfehlung aussprechen zu können. Außerdem beziehen sich die Studien meist auf spezifische synthetische Hormone, sodass sich die Daten nicht 1 : 1 auf andere Hormone – wie bioidentische Präparate – und auf die verschiedenen Darreichungsformen übertragen lassen.

Wir brauchen Forschungen zur weiblichen Demenz

Trotz all der Anpassungen im Lebensstil, der medikamentösen Kontrolle von gesundheitlichen Risiken und möglicherweise einer Unterstützung der Gehirngesundheit durch Hormone sind wir nicht vor Alzheimer sicher. Die Maßnahmen reduzieren das Risiko, können es aber bei Weitem nicht auf null senken. Dafür sind die Mechanismen dieser Erkrankung zu komplex. Da eine Demenz bereits lange vor den ersten Gedächtnisstörungen beginnt und Frauen überproportional von dieser Erkrankung betroffen sind, sollte die Wissenschaft stärker erforschen, welchen Anteil die Wechseljahre daran haben könnten. Denn offenbar nehmen die Veränderungen im Gehirn um die Menopause ihren Anfang und zeitgleich erhöhen sich bestimmte Risikofaktoren für Alzheimer. Ob das ein Zufall ist oder mehr dahintersteckt, werden künftige Forschungen hoffentlich zeigen. Dabei genügt es nicht, nur die Rolle von Östrogen zu untersuchen, denn es gibt neuere Hinweise, die auch einen Zusammenhang mit der vermehrten Ausschüttung von FSH vermuten lassen. Und neben den medizinischen Faktoren sollte auch der Einfluss sozioökonomischer Ursachen nicht unterschätzt werden.

Tipp: Mach dir bei Konzentrationsschwierigkeiten und »Brain fog« keine großen Sorgen. Das geht wieder vorbei. Aber fordere nicht nur deinen Körper, sondern auch deinen Geist. Triff dich mit anderen, tausche dich aus und mach das, was dir Spaß macht und Abwechslung in dein Leben bringt. Und denke daran: Alles, was gut für dein Herz ist, ist auch gut für dein Gehirn!

PRÄVENTION - WOMIT ANFANGEN?

Es gibt in der Prävention von Krankheiten eine Reihenfolge, auf die Helena Orfanos-Boeckel, Fachärztin für Innere Medizin und Nephrologie, verweist:[33]

- Die Basis ist der Knochenschutz. Denn wenn unsere Knochen durch den Abbau der Knochenmasse porös und brüchig werden, erhöhen sich die Risiken für zahlreiche andere Erkrankungen, darunter die unserer Gefäße. Daher ist es gerade für Frauen besonders wichtig, auf gesunde Knochen zu achten und das individuelle Risiko für eine Osteoporose zu kennen.
- Darauf folgt der Gefäßschutz. Du hast in diesem Buch bereits einiges über eine herz- und gefäßfreundliche Ernährung und die Bedeutung von Sport gelesen, darüber hinaus sollten wir unsere Gefäßgesundheit aktiv managen. Dazu gehört u. a. die Kenntnis folgender Werte: LDL, ApoB, Lipoprotein (a), Apolipoprotein B, HbA1c, Harnsäure und die regelmäßige Kontrolle des Blutdrucks als auch bei Bedarf je nach Ausprägung und Risiko die Unterstützung durch Medikamente.
- An dritter Stelle steht der Organschutz: Wenn es Knochen und Gefäßen gut geht, ist das die beste Voraussetzung für gesunde Organe, die stark von der Durchblutung abhängen, wie Herz, Nieren und Gehirn. Das Risiko für Erkrankungen dieser Organe ist individuell verschieden, wenn du aber auf möglichst niedrige Entzündungswerte (CRP-Wert) achtest, bleiben auch diese Organe eher gesund.

33 Helena Orfanos-Boeckel: Nährstofftherapie – Der Praxisleitfaden

4.4 Brustkrebs – warum ich?

»NACH BRUSTKREBS UND CHEMOTHERAPIE BIN ICH DIREKT IN DIE MENOPAUSE GEKOMMEN. JETZT MACHE ICH EINE ANTIHORMONTHERAPIE UND HABE ALLE BESCHWERDEN AUF EINMAL.«
(Brigitte)

Brustkrebs ist die Erkrankung, vor der sich Frauen am meisten fürchten. Das liegt vor allem an der Häufigkeit von Brustkrebs: Eine von acht Frauen erhält in ihrem Leben die Diagnose, die ihr erst mal den Boden unter den Füßen wegzieht. In Deutschland erkranken jedes Jahr mehr als 70.000 Frauen. 17.000 Frauen sterben jährlich an Brustkrebs. Statistisch gesehen sind das 3,5 Prozent aller Todesfälle. Damit ist die Sterblichkeit um ein Vielfaches geringer als durch Herz-Kreislauf-Erkrankungen. Gerade in der Früherkennung liegen große Chancen auf Heilung, und Behandlungsmethoden können immer zielgerichteter erfolgen. Aber jede Brustkrebserkrankung bleibt eine individuelle Herausforderung, bei der viele Gedanken um die Frage der »Schuld« kreisen. Der größte Risikofaktor ist tatsächlich das Alter: So sind die meisten Patientinnen zum Zeitpunkt der Erkrankung zwischen 50 und 70 Jahren alt. Aber: Fast jede vierte Betroffene mit Mammakarzinom ist jünger als 55 Jahre.

»Warum ich?« ist die Frage, die sich wohl jede Frau stellt, die diese Diagnose erhält. Vor allem, wenn sie sich gesund ernährt und viel Sport gemacht hat, sich um ein ausgeglichenes Leben bemüht hat und regelmäßig bei der Vorsorge war. »Warum ich?« fragen sich Frauen, die Mütter sind, und befürchten, ihre Kinder nicht aufwachsen zu sehen und ein erhöhtes Risiko für die Erkrankung an ihre Töchter weiterzugeben. »Warum ich?« fragen

Frauen, die das Gefühl haben, dass sie ihr Leben mit 40, 50 oder 60 Jahren noch nicht gelebt haben und von heute auf morgen mit einer herausfordernden Krankheit konfrontiert sind. Dabei hatten sie sich auf mehr Zeit für sich und die eigenen Wünsche gefreut.

Brustkrebs bedroht nicht nur das Leben, sondern auch unsere Identität als Frau. Bei den meisten Erkrankungen kann die Brust erhalten werden, manchmal muss sie vollständig entfernt werden (Mastektomie). Je nach persönlichem Wunsch kann sie chirurgisch wieder aufgebaut werden. Vielleicht erinnerst du dich an Angelina Jolie, die sich 2013 im Alter von 37 Jahren beide Brüste entfernen ließ. Zwei Jahre später folgte die Entfernung der Eierstöcke, womit sie direkt in die Wechseljahre katapultiert wurde. Die Schauspielerin hatte eine genetische Vorbelastung (sie war positiv auf das sogenannte »Brustkrebsgen« BRCA1 getestet worden), ihr errechnetes individuelles Risiko, an Brustkrebs zu erkranken, lag bei 87 Prozent. Ihre Mutter war bereits im Alter von nur 56 Jahren an den Folgen von Brust- und Eierstockkrebs gestorben.

Frauen mit Mutationen in den Genen BRCA1 oder BRCA2 haben ein stark erhöhtes Risiko für Brust- oder Eierstockkrebs. Insgesamt sind aber nur fünf bis zehn Prozent der Brustkrebserkrankungen auf solche erblichen Faktoren zurückzuführen. Bei den betroffenen Frauen gibt es meist mehrere Brustkrebsfälle in der Familie, ein weiteres Indiz ist ein frühes Erkrankungsalter unter 55 Jahren. Wenn die eigene Mutter im höheren Alter an Brustkrebs erkrankt ist oder es Fälle in der entfernteren Verwandtschaft gab, spricht das nicht unbedingt für ein erhöhtes Risiko. Die Erkrankung kann ein Zufall gewesen sein, der sich aus der Häufigkeit von Brustkrebs ergibt. Dagegen können auch Fälle von Darm- und Prostatakrebs in der Familie das Risiko erhöhen.

Falls ein entsprechender Verdacht vorliegt, kann eine genetische Belastung durch einen Bluttest in einer Praxis für Humangenetik nachgewiesen werden. Viele Frauen zögern damit, weil sie Angst haben, positiv getestet zu werden. Dabei können, wenn es tatsächlich ein erhöhtes Risiko gibt, entsprechende Vorsorgemaßnahmen ergriffen werden (wie die Entfernung des Drüsengewebes), mit denen im Idealfall das Risiko für eine Erkrankung auf null reduziert wird. Familiär belasteten Frauen stehen zudem besondere Beratungsangebote[34] und engmaschige Kontrollen zur Verfügung, die alle darauf zielen, eine mögliche Erkrankung frühzeitig zu diagnostizieren und damit die Heilungschancen deutlich zu erhöhen. Das betrifft auch Vorsorgemaßnahmen für Töchter.

Bei den meisten erkrankten Frauen bleibt die Ursache für die Erkrankung allerdings ungeklärt. Denn die Mechanismen, warum eine Frau erkrankt und eine andere nicht, sind bislang nicht vollständig geklärt. Generell können in unserem Körper Schäden bei der Zellteilung oder im normalen Zellstoffwechsel auftreten, unser Immunsystem ist aber meistens in der Lage, diese zu reparieren. Wenn das allerdings nicht mehr so gut funktioniert (und das Risiko dafür steigt im Alter), können sich diese Zellen unkontrolliert vermehren und zu Krebszellen werden.

Behandlung bei Brustkrebs

Rund zwei Drittel der bösartigen Brusttumore reagieren besonders empfindlich auf die Hormone Östrogen und/oder Progesteron. Das Risiko für eine erneute Erkrankung an diesem sogenannten hormonrezeptor-positiven Brustkrebs (HR+) kann durch eine Antihormontherapie reduziert werden (ggf. nach einer Chemotherapie). Um erkrankten Frauen größtmögliche Sicherheit zu bieten, blockiert man meist nicht nur die Östro-

34 https://www.konsortium-familiaerer-brustkrebs.de/

genrezeptoren (beispielsweise mit dem Wirkstoff Tamoxifen), sondern unterbindet vor der Menopause zusätzlich die Produktion von Hormonen in den Eierstöcken mit den sogenannten GnRH-Analoga. Da Östrogen seine Wirkung bei einer Antihormontherapie nicht mehr entfalten kann, sind die häufigsten Nebenwirkungen die typischen Wechseljahresbeschwerden.

Bei Frauen in der Postmenopause können (zusätzlich zur Antihormontherapie) sogenannte Aromatasehemmer zum Einsatz kommen. Diese sorgen dafür, dass auch im Muskel- und Fettgewebe keine Östrogenproduktion mehr stattfindet. Sie wirken aber nicht in den Eierstöcken und werden daher nur bedingt in der Perimenopause eingesetzt (beispielsweise nach der Entfernung der Eierstöcke oder nur in Kombination mit GnRH-Analoga). Auch sie können Wechseljahresbeschwerden auslösen.

Für schon einmal erkrankte Frauen kommt eine Hormonersatztherapie nicht infrage, da diese das Risiko für ein Wiederauftreten der Erkrankung deutlich erhöhen würde. Es gibt alternative Möglichkeiten für die Behandlung der Symptome.[35] Sie haben nicht die gleiche Wirksamkeit wie eine HRT, können aber viele Beschwerden etwas lindern. Such dir am besten eine Expert:in, die dich zu weiteren Möglichkeiten beraten kann.

Darüber hinaus können Lifestyle-Anpassungen auf Frauen mit oder nach Brustkrebs einen großen Einfluss haben. So konnte eine Studie aus Deutschland mit erkrankten Frauen über einen Beobachtungszeitraum von 16 Jahren zeigen, dass auf jeweils 100 Todesfälle in der Gruppe, welche die Präventionsempfehlungen am wenigsten befolgte, nur 54 Todesfälle in der Gruppe der Teilnehmerinnen mit dem gesündesten Lebensstil kamen. Das zeigt das große Potenzial des Lebensstils. Aber nicht nur nach einer Erkrankung unterstützen diese Maßnahmen, sie sollen auch die Erkrankung selbst verhindern: Schätzungen

35 Diese findest du in Kapitel 2.1 und 2.3.

von Expert:innen zufolge könnten etwa 40 Prozent aller Krebserkrankungen durch einen gesunden Lebensstil vermieden werden. Dazu gehört der Verzicht auf Rauchen, Alkohol, auf eine ungesunde Ernährung mit vielen tierischen Fetten, aber auch Maßnahmen gegen Übergewicht und Diabetes Typ 2. Und auch mit Sport und Bewegung lassen sich Erkrankungsrisiken aktiv reduzieren.

Aber: Diese Anpassungen bieten trotzdem keine Garantie, nicht an Brustkrebs zu erkranken. Auch wenn du alle Präventionsmaßnahmen berücksichtigst, schützt dich das nicht zwangsläufig vor Krebs. Deshalb sollten Frauen sich niemals schuldig fühlen, etwas falsch gemacht zu haben, wenn sie die Diagnose erhalten. Das Risiko ist nur teilweise beeinflussbar. Es lässt sich nicht vorhersagen, welche Frau an Brustkrebs erkrankt und welche nicht.

Nicht beinflussbare Faktoren

Auf diese Faktoren haben wir keinen Einfluss:

- Dauer der Reproduktivität: Anders als bei anderen Alterserkrankungen erhöht eine lange fruchtbare Phase – wenn du also spät in die Menopause kommst – das Risiko für Brustkrebs. Östrogen beschleunigt die Teilung von krankhaft veränderten Zellen, und je länger deine Eizellen Östrogen produzieren, desto höher ist das statistische Risiko für eine Brustkrebs-Erkrankung.
- Ein dichtes Drüsengewebe kann das Brustkrebsrisiko leicht erhöhen und die Möglichkeiten der Früherkennung erschweren. Bei diesen Frauen kann ein zusätzlicher Brustultraschall sinnvoll sein.
- Auch verschiedene Chemikalien werden mit der Entstehung von Krebs und Brustkrebs in Verbindung gebracht. Dazu gehören industrielle Chemikalien und endokrine Disruptoren, die unseren Hormonhaushalt beeinflussen

können. Sie verbergen sich in Substanzen wie beispielsweise Bisphenolen oder Phthalaten (Weichmachern), und du findest sie in zahlreichen Alltagsprodukten wie Bratpfannen, Konservendosen oder Plastikverpackungen von Lebensmitteln. Der konkrete Einfluss ist aber noch nicht bekannt.

Welche Möglichkeiten gibt es, dein Risiko zu verringern?

Ein großes Potenzial liegt in der Früherkennung. Denn je früher ein Brustkrebs erkannt wird, desto größer sind die Heilungschancen. Es gibt viele Innovationen in der Medizin und der Betreuung in spezialisierten Zentren, von denen du im Fall einer Erkrankung unmittelbar profitieren kannst und die du unbedingt in Anspruch nehmen solltest.

Wenn keine familiäre Vorbelastung besteht und du unter 49 Jahre alt bist, hast du ein Recht auf eine jährliche Früherkennungsuntersuchung bei deiner Gynäkolog:in. Dabei werden die Brüste und die Lymphknoten abgetastet. Ab 50 Jahren erhältst du alle zwei Jahre eine Einladung zum Mammographie-Screening. Das Screening wurde 2024 von Frauen bis 69 Jahre auf die Altersgruppe bis 75 Jahre erweitert. Darüber hinaus wurde empfohlen, auch Frauen ab 45 Jahren zu screenen, weil Studien zeigen, dass auch bei diesen die Vorteile einer Früherkennung gegenüber den Risiken überwiegen. Generell ist die Strahlenbelastung bei dieser radiologischen Untersuchung gering – sie ist etwa vergleichbar mit der auf einem Langstreckenflug.

Vielleicht hast du schon einmal von sogenannten »Überdiagnosen« durch die Mammographie gehört. Diese Kritik bezieht sich auf Tumore, die ohne Früherkennung gar nicht aufgefallen wären. Eine betroffene Frau wäre daran also nicht erkrankt bzw. gestorben, weil der Tumor nur sehr langsam wächst. Weil sich dieses Wachstum aber nicht vorhersagen lässt, raten Ärzt:innen eigentlich immer zur Behandlung. Diese Überdiagnosen betreffen statistisch gesehen etwa 9 bis 12 Frauen von 1.000 Screening-Teilnehmer:innen, die 20 Jahre lang an einem Screening teilnehmen.

Ebenso reißen die Diskussionen um »falsch-positiv Befunde« nicht ab. Diese beruhen teilweise auf einem Missverständnis: Die Mammographie identifiziert Frauen, die eine erhöhte Wahrscheinlichkeit für die Erkrankung haben, die Untersuchung selbst ist aber noch keine Diagnose. Die später als harmlos identifizierten Auffälligkeiten sind also keine Fehldiagnosen, sondern Verdachtsfälle, denen man mit weiteren diagnostischen Möglichkeiten nachgeht. Von 1.000 Frauen werden nach dem Screening durchschnittlich dreißig zu weiteren Untersuchungen eingeladen, sechs von ihnen erhalten am Ende einen positiven Brustkrebsbefund. Bei 24 Frauen kann der Verdacht zum Glück nicht bestätigt werden. Allerdings ist das Warten auf das Ergebnis eine sehr belastende und anstrengende Zeit für die betroffenen Frauen.

Trotz aller Kritik gilt das Screening nach wie vor als die beste Früherkennungsmaßnahme, mit der das Sterblichkeitsrisiko durch Brustkrebs in den vergangenen Jahren um 25 Prozent reduziert werden konnte.

Über die Mammographie hinaus ist eine Ultraschalluntersuchung im screeningfreien Jahr eine sehr sinnvolle Ergänzung. In der Regel musst du diese allerdings selbst bezahlen. Achte darauf, dass deine Ärzt:in sich damit auskennt oder frage nach einer spezialisierten Praxis mit modernen Geräten. Und es gibt die Taktilographie: Entsprechend ausgebildete (oft blinde) Frauen können durch ihren besonders sensiblen Tastsinn Gewebeveränderungen in der Brust frühzeitig erkennen.

Darüber hinaus solltest du deine Brust regelmäßig selbst abtasten. Dazu bekommst du gute Anleitungen bei deiner Gynäkolog:in oder auch im Internet. Ganz wichtig: Die meisten Veränderungen, die du bei der Tastuntersuchung findest, sind nicht bösartig, du solltest sie aber zeitnah abklären lassen.

Brustkrebs und HRT

Zur Erinnerung: Die WHI-Studie hatte gezeigt, dass es für eine kombinierte Hormonersatztherapie ein leicht erhöhtes Risiko für Brustkrebs gab. Das war ein Grund, weshalb diese Studie 2002 vorzeitig abgebrochen wurde. Nur so lässt sich auch das Verhalten mancher Gynäkolog:innen erklären, die Patientinnen, die sich nach einer HRT erkundigen, fragen, ob sie denn Brustkrebs bekommen wollen. So fest hat sich dieses Ergebnis der Studie in den Köpfen verankert. Richtig wäre, dass Ärzt:innen Frauen differenziert über die Risiken aufklären, aber dafür fehlt leider oft die Zeit.

Die Mehrheit der Frauen ist zum Glück nicht gefährdet. Aber auch sie haben Angst, dass sie durch eine HRT Brustkrebs bekommen könnten. Vielleicht kennst auch du eine Frau, der das offenbar passiert ist? Im Nachhinein lässt sich allerdings gar nicht feststellen, was die Erkrankung ausgelöst hat. Und die Schlussfolgerung, dass eine Frau Brustkrebs bekommen hat, weil sie eine HRT gemacht hat, kann man nicht ziehen, da es viele Einflussfaktoren gibt, meistens aber keine Ursache gefunden wird. Es kann auch mehrere Jahre oder Jahrzehnte dauern, bis ein Tumor entsteht.

Östrogen fördert allerdings nachgewiesenermaßen das Wachstum von vorhandenen Krebszellen. Wenn bereits ein Krebs angelegt ist, kann es also sein, dass dieser durch eine HRT schneller ausbricht. Östrogen ist dann so etwas wie ein Katalysator oder Dünger, aber nicht die Ursache. Trotzdem glauben viele in so einer Situation, dass die Hormone für den Brustkrebs verantwortlich sind. Dabei haben andere Faktoren einen (größeren) Einfluss auf das Brustkrebsrisiko:

- Mindestens 13 Prozent aller Mammakarzinome weltweit sind auf Alkoholkonsum zurückzuführen. Bereits 100 ml Sekt oder Wein pro Tag erhöhen das Risiko für Brustkrebs um sieben Prozent. Bei Frauen in der Postmenopause und bei höherem Alkoholkonsum steigt dieses Risiko.
- Übergewicht und Adipositas erhöhen das Risiko für viele Krebsarten, darunter auch Brustkrebs. Abnehmen bzw. Halten des Normalgewichts reduziert dieses Risiko eindeutig.
- Auch zu wenig Sport und Bewegung können für Brustkrebs mitverantwortlich sein. Ausreichend körperliche Aktivität reduziert dagegen das Risiko, das zeigen Studien. Die Empfehlung liegt bei mindestens 150 Minuten in der Woche.

Der Lifestyle kann dein Risko somit erhöhen oder auch reduzieren. Generell wird das Brustkrebsrisiko durch eine HRT überschätzt – und lässt sich auch nicht verallgemeinern.

HRT ist nicht gleich HRT

Studien zeigen, dass das geringste Risiko für eine Brustkrebserkrankung von der Östrogen-Monotherapie ausgeht. Das hatte schon 2002 die WHI-Studie gezeigt, ging aber im damaligen Medienrummel unter und fällt bis heute gern unter den Tisch. Mit dieser Behandlung erkrankten in der Alterskohorte zwischen 50 bis 59 Jahren sogar 20 Prozent weniger – verglichen mit den Frauen, die keine Hormone nahmen. Dieses Ergebnis der WHI-Studie wurde durch weitere Studien bestätigt. Allerdings kommt diese Therapie nur für Frauen infrage, die keine Gebärmutter mehr haben.

Vermutet wird, dass dieses geringere Risko für Brustkrebs auch am Gesundheitszustand der Patientinnen lag: In der WHI-Studie gab es viele übergewichtige Frauen, die eigentlich ein höheres Risiko für Brustkrebs hatten. Für diese brachte das Östrogen mit den positiven Auswirkungen auf den Stoffwechsel und die Insulinresistenz offenbar einen umso größeren Schutzeffekt. Darüber hinaus scheint Östrogen aber auch auf der Zellebene schützend zu wirken und so das Brustkrebsrisiko zu senken.

Bei der kombinierten Therapie – hier kommt neben Östrogen ein Gestagen zum Schutz vor Gebärmutterkrebs zum Einsatz – hängt das Risiko mit dem verwendeten Gestagen zusammen. Studien zeigen, dass sowohl das bioidentische Progesteron als auch das synthetische Dydrogesteron das Brustkrebsrisiko in den ersten fünf Jahren nicht erhöhen. Besonders risikoarm ist die zyklische Gabe in der zweiten Zyklushälfte, was aber für viele Frauen in der Postmenopause nicht praktikabel ist. Bei allen anderen Gestagenen ist das Risiko höher, diese werden allerdings deutlich seltener beziehungsweise nur bei spezifischen Beschwerden und/oder über einen begrenzten Zeitraum eingesetzt.

Für alle Gestagene gilt, dass das Risiko bei einer Einnahme, die länger als fünf Jahre dauert, steigt. Das gilt auch für das bioidentische Progesteron und das verwandte Dydrogesteron. Dabei musst du berücksichtigen, dass – je älter wir werden – neue Gesundheitsrisiken dazukommen. Bei einer Entscheidung über die Fortsetzung einer HRT muss das immer berücksichtigt werden. Wenn du gesund bist, aber noch Beschwerden hast, kann die HRT weiter angewendet werden. Früher galt eine Begrenzung auf fünf Jahre, dies wird in der Leitlinie für die Peri- und Postmenopause nicht mehr empfohlen. Nach Absetzen einer HRT bleibt das Risiko bei den meisten synthetischen Gestagenen länger erhöht als bei Progesteron und Dydrogesteron. Auch das spricht für eine Therapie mit einem dieser beiden Gestagene.

Wenn die Hormonschwankungen nach der Menopause vorbei sind, wird meistens nur noch Progesteron verordnet. In der Perimenopause kommen vermehrt auch andere Gestagene zum Einsatz, da die Wirkung von Progesteron manchmal nicht ausreicht, um die starken Zyklusschwankungen und deren Auswirkungen in den Griff zu bekommen.

Frauen, die Hormone nehmen, leben länger

Für alle Hormonersatztherapien, ob nur mit Östrogen oder kombiniert mit Progesteron, konnte eine geringere Sterblichkeit nachgewiesen werden. Oder anders gesagt: Frauen, die Hormone nehmen, leben länger und gesünder, weil sie an weniger Alterserkrankungen wie Herz-Kreislauf-Problemen, Osteoporose oder Darmkrebs leiden. Insofern ist die Entscheidung für oder gegen eine HRT im Hinblick auf das gering erhöhte Brustkrebsrisiko immer eine Abwägung, bei der es auch auf den individuellen Gesundheitszustand, Risiken für Alterserkrankungen und die Umsetzung eines gesunden Lebensstils ankommt.

Tipp: Nimm Vorsorgeuntersuchungen unbedingt wahr, lass die Mammographie-Termine nicht verstreichen und suche dir eine gute Ärzt:in für einen Brustultraschall. Frage bei der Mammographie nach deiner Brustdichte, damit du weißt, ob du ein erhöhtes Risiko hast. Untersuche deine Brust regelmäßig selbst. All das dient der Früherkennung und verbessert deine Chancen auf Heilung erheblich!

4.5 Wenn der Sex wehtut!

> »ES MACHT MICH TRAURIG, DASS ICH KEINEN SEX MEHR HABE, WEIL ES WEHTUT. ICH HABE VIEL AUSPROBIERT, ABER LEIDER IMMER NOCH KEINE LÖSUNG GEFUNDEN.«
> (Carmen)

Vermutlich sind fast alle Frauen spätestens in der Postmenopause von der Trockenheit ihrer Vulva und Vagina betroffen. In Studien gaben 80 Prozent der Frauen eine starke Beeinträchtigung durch die vulvovaginale Atrophie bzw. das urogenitale Menopausensyndrom an – so lauten die Fachbegriffe für die hormonell bedingten Veränderungen der Geschlechts- und Harnorgane. Tatsächlich fühlt sich die Haut nicht nur trockener an, sie schrumpft regelrecht und wird dünner. Das ist unangenehm, juckt, brennt und schmerzt, besonders beim Sex, aber auch in anderen Situationen, etwa beim Fahrradfahren. Weil das Östrogen sinkt, werden die Schleimhäute nicht mehr so gut durchblutet und es wird weniger Scheidensekret gebildet. Vor den Wechseljahren wirkte Östrogen wie ein natürliches Gleitmittel – das fehlt jetzt beim Sex. Auch die Empfindlichkeit der Klitoris verändert sich und es kann länger bis zum Orgasmus dauern. Der Wegfall des Östrogens hat noch weitere Auswirkungen: Vor den Wechseljahren hat es dafür gesorgt, dass der pH-Wert in der Vagina leicht sauer ist. Das ist gesund, weil dadurch das Wachstum von schädlichen Bakterien und Viren verhindert wird, wohingegen sich die guten Milchsäurebakterien im sauren Milieu wohlfühlen. Steigt der pH-Wert, werden sie verdrängt, und das führt vor allem in der Postmenopause häufiger zu vaginalen Infektionen sowie zu einer Anfälligkeit für Harnwegs- und Blaseninfekte.

Das größte Problem dabei: Die meisten Frauen gehen wegen ihrer Beschwerden nicht zur Ärzt:in, sie stellen den Zusammenhang mit den Folgen der Menopause gar nicht her und es ist ihnen peinlich, darüber zu sprechen. Das gilt allerdings auch für die Ärzt:innen, die »Sexualität im Alter« nur selten thematisieren. All das zusammen führt dazu, dass die vulvovaginale Atrophie wohl das größte Tabuthema der Wechseljahre ist.

Wichtig zu wissen: Die vulvovaginale Atrophie ist eine chronische Erkrankung und verschwindet nicht von alleine. Wenn du nur einen einzigen Tipp aus diesem Buch mitnimmst, dann diesen: Behandle die vulvovaginale Atrophie unbedingt!

Einfache Lösung für ein sehr häufiges Problem

Denn das ist das Absurde: Es gibt einfache Mittel, mit denen die Beschwerden meist ganz verschwinden: Bei Schmerzen beim Sex kannst du es erst mal mit normalem Gleitgel probieren. Allerdings bessern sich die Beschwerden dadurch oft nicht dauerhaft, und das Gel kann zu vaginalen Reizungen führen. Besser wirken meist Vaginalcremes, die als Gleitgel verwendet werden können, sie lindern auch den Juckreiz und das Gefühl von Trockenheit. Es gibt sie in verschiedenen Zusammensetzungen: Die mit Hyaluronsäure können Wasser speichern und lassen die Haut weniger austrocknen. Sind sie mit Milchsäurebakterien angereichert, unterstützen sie zusätzlich ein gesundes, saures Milieu. Diese Produkte pflegen die Haut und geben Feuchtigkeit zurück. Das sorgt bei vielen Frauen bereits für eine Linderung der Beschwerden. Die dünner gewordene Haut wieder aufzubauen und nachhaltig zu stärken, ist mit einer lokalen hormonellen Therapie möglich. Dafür wird meist das schwächste Östrogen, das Östriol, eingesetzt. Es ist eine sehr wirksame Therapie, mit der ein lokaler Östrogenmangel und die dadurch ausgelösten Veränderungen wieder ausgeglichen werden können. Östriol gibt es als Zäpfchen, Creme oder Tabletten. Wenn du deine Beschwerden in den Wechseljahren bereits mit einer Hormonersatztherapie behandelst, bessern sich oft auch die vulvovaginalen Symptome – allerdings nicht immer. Dann kann Östriol eine sinnvolle Ergänzung sein. Bist du von Harnwegsinfekten betroffen, ist es wichtig, auch im Bereich der Harnröhre zu cremen.

Sind die Beschwerden hartnäckig, kann auch das stärkere Östradiol für die lokale Anwendung eingesetzt werden, entweder als Vaginalring, Tablette oder Salbe. Diese Wirkung bleibt allerdings nicht auf den Intimbereich begrenzt und kommt daher nicht für Brustkrebspatientinnen infrage. Eine weitere Möglichkeit ist eine Behandlung mit DHEA-Zäpfchen, einer Vorstufe anderer Sexualhormone, die ebenfalls als sehr wirksam gilt.[36]

Wenn diese Produkte nicht helfen, gibt es noch die vaginale Laserbehandlung. Das ist ein minimal-invasives Verfahren, bei dem mittels Laser die Produktion von Kollagen stimuliert und die Neubildung von Gewebe unterstützt wird. Dafür ist eine wiederholte Anwendung erforderlich. Die Behandlung ist bislang keine Kassenleistung.

Bitte nicht aushalten!

Die vulvovaginale Atrophie ist nichts, was du aushalten musst. Sie gehört zwar zum Älterwerden dazu, aber das heißt nicht, dass du nichts dagegen machen kannst. Wenn du sexuell aktiv bleiben willst, pflege deine Vulva und Vagina. Mit hormonellen Produkten schützt du dich gleichzeitig vor Harnwegs- und Blaseninfekten, von denen viele Frauen betroffen sind. Und lass dich auch hier nicht vom Beipackzettel abschrecken, darin finden sich erneut Warnungen vor Thrombosen und Brustkrebs. Diese Hinweise haben, wie du bereits weißt, rechtliche Gründe. Wichtig ist, dass die vaginale Östrogenisierung langfristig und

36 Siehe S. 79, DHEA-Zäpfchen sind bislang keine Kassenleistung.

konsequent erfolgt. Sie ist eine Dauertherapie und wirkt nur, solange du sie anwendest – hörst du damit auf, kommen die Probleme meist zurück.

Tipp: Nimm die Pflege deiner Vagina und Vulva genauso wichtig wie die Pflege deiner Gesichtshaut. Lass sie wie das Zähneputzen zum Bestandteil deiner Routinen im Bad werden.

4.6 Nicht ganz dicht?

»ICH HABE ZWAR NUR EINE LEICHTE INKONTINENZ, ABER DAS IST MIR SO UNANGENEHM!« (Nadine)

Die vulvovaginale Atrophie kann nicht nur zu Infekten der Harnorgane führen, sondern auch der Anfang einer Inkontinenz sein, die mit dem fehlenden Östrogen und der Schwächung des Beckenbodens zusammenhängt. Inkontinenz ist die häufigste chronische Erkrankung bei Frauen. So ist bereits jede vierte Frau zwischen 40 und 50 Jahren inkontinent. Bei den über 70-Jährigen sind es sogar vierzig Prozent. Das Risiko steigt, je älter wir werden, und die Wechseljahre spielen dabei eine entscheidende Rolle.

Die Aufgabe des Beckenbodens

Der Beckenboden ist bei Geburten ordentlich gefordert, und das ist auch die Situation, nach der die meisten Frauen sich erstmals mit ihrem Beckenboden beschäftigen, beispielsweise, um mit

Rückbildungsgymnastik die Beckenbodenmuskulatur wieder zu kräftigen. Der Beckenboden hat nicht nur in der Schwangerschaft wichtige Aufgaben, er sorgt auch für eine aufrechte Haltung, hält unsere inneren Organe und bewahrt sie vor der Senkung. Außerdem kontrolliert er Blase und Enddarm. Der Beckenboden muss dabei ziemlich flexibel sein, er muss sich immer öffnen und verschließen können, beispielsweise für das Wasserlassen oder den Stuhlgang. Das An- und Entspannen der Muskulatur kann auch beim Sex unterstützen. Ein trainierter Beckenboden ist besser durchblutet und erhöht die Empfindsamkeit beim Sex.

Tatsächlich ist dein Beckenboden Tag für Tag im Dauereinsatz und bei vielen Bewegungen involviert, beispielsweise wenn du niest, lachst, hüpfst oder etwas hochhebst. All das belastet deinen Beckenboden, deshalb ist eine stabile Mitte so wichtig. Mit dem Alter verliert unser Beckenboden allerdings diese Stabilität, und die Wechseljahre sind dabei eine besonders sensible Phase. Durch den allmählichen Wegfall des Östrogens werden unsere Muskeln im ganzen Körper, aber auch im Beckenboden schwächer und weniger. Das Gleiche betrifft die Bänder, an denen die Beckenorgane aufgehängt sind, sie verlieren an Elastizität. Das alles kann zu einer Belastungs- und Dranginkontinenz sowie zu Senkungsbeschwerden führen: Dein Beckenboden hält dem Druck einer Belastung (wie Husten) nicht mehr stand, das Schließen der Harnröhre funktioniert nicht mehr richtig und du verlierst etwas Urin. Es kann auch sein, dass du das Gefühl hast, ganz schnell zur Toilette zu müssen, aber auf dem Weg dahin schon ein paar Tropfen Urin verlierst, oder du musst nachts mehrmals auf die Toilette.

Bei einer Senkung sind durch die Schwächung der Beckenbodenmuskulatur Blase, Darm oder Gebärmutter weiter nach unten gerutscht. Sie können zwar nicht rausfallen, aber Beschwerden wie Inkontinenz verursachen sowie zu Bauch- und

Rückenschmerzen führen und ein Druck- und Fremdkörpergefühl zwischen den Beinen erzeugen. Eine Gebärmuttersenkung betrifft fast jede zweite Frau, das Risiko steigt dabei mit dem Alter. Durch die Beschwerden eines schwachen Beckenbodens verringert sich auch dein sexuelles Empfinden und das kann zusammen mit den Schmerzen im vulvovaginalen Bereich aufgrund des Östrogenmangels deine sexuelle Unlust erhöhen.

Schreibe Beckenbodentraining auf deine To-do-Liste

Wie die Wechseljahre ist auch Inkontinenz ein großes Tabuthema. Viele Frauen akzeptieren, dass sie nicht mehr die Kontrolle über ihre Blase haben und greifen zunächst zu Slipeinlagen und dann zu immer dickeren Einlagen. Damit verbunden ist oft ein sozialer Rückzug. Betroffene Frauen trauen sich nicht mehr aus dem Haus, sie fürchten, dass sie unterwegs keine Toilette finden oder ein »Malheur« passiert.

Lass dir nicht einreden, dass es normal ist, wenn du hin und wieder ein paar Tropfen Urin verlierst. Wenn dir das passiert, handle unbedingt! Und wenn du noch nicht betroffen bist, schreibe Beckenbodentraining oben auf deine To-do-Liste. Denn der Beckenboden ist ein Muskel, den du wie jeden anderen trainieren kannst. Auch Männern schadet Beckenbodentraining nicht, es hilft bei Inkontinenz und Erektionsstörungen. Allerdings sind bis zu 85 Prozent Frauen von Inkontinenz betroffen – deshalb sind wir erneut diejenigen, die sich stärker um dieses Thema kümmern sollten.

Vor allem solltest du dich nicht für die Inkontinenz schämen! Dein Beckenboden hat Großartiges geleistet und du kannst auch nicht jede Schwächung – wie Verletzungen nach einer schweren Geburt oder Probleme mit dem Bindegewebe – mit Übungen schnell wieder in den Griff bekommen. Hab daher auf keinen Fall ein schlechtes Gewissen, sprich deine Probleme mit dem

Beckenboden gegenüber deiner Ärzt:in an und frage sie nach den Behandlungsmöglichkeiten. Dazu gehört ein Rezept für eine Östriolsalbe, die du schon im vorherigen Kapitel über die vulvovaginale Atrophie kennengelernt hast. Diese unterstützt den Aufbau der Schleimhaut und sorgt für eine bessere Durchblutung. Creme damit auch die Harnröhrenöffnung ein, denn auch hier wirken die Hormone und du kannst so Harnwegs- und Blasenentzündungen vermeiden. Frage deine Ärzt:in nach einem Training für deinen Beckenboden. Es gibt spezialisierte Beckenbodentherapeut:innen[37], die dich vaginal untersuchen und dir genau beibringen, wie du deinen Beckenboden anspannst, entspannst oder überhaupt deinen Beckenboden erfühlst.

Auch beim Krafttraining solltest du an deinen Beckenboden denken und ihn in deine Übungen miteinbeziehen. Lass dich dazu am besten von einer Trainer:in oder Beckenbodentherapeutin beraten: Generell solltest du vor der Muskelanspannung auch den Beckenboden anspannen.

Weitere Sportarten für einen gesunden Beckenboden sind Schwimmen und Radfahren. Bei Yoga und Pilates frage deine Trainer:in, wie du die An- und Entspannung am besten ausübst. Tennis, Volleyball oder gar Trampolinspringen belasten den Beckenboden leider sehr.

Passiv geht es auch

Ergänzend zum aktiven Beckenbodentraining ist auch ein passives Training möglich: So kannst du deine Muskulatur mit Kegel-Trainern oder sogenannten Liebeskugeln stärken: Das sind hohle Kugeln, in deren Innern sich eine weitere Kugel befindet, die bei Bewegung gegen die andere Kugel schwingt und Vibrationen erzeugt. Dafür führst du die Kugel in deine Vagina ein und

37 Eine Liste mit Beckenbodentherapeutinnen findest du hier: www.ag-ggup.de

trägst sie einige Minuten, während du dich normal bewegst. Das Ziel ist es, die Kugel eingeschlossen in der Vagina zu halten, sodass sie nicht herausrutscht. Wie der Name sagt, haben die Liebeskugeln auch positive Effekte auf deine Sexualität. Sie sorgen für eine stärkere Durchblutung, die das ganze Becken stimuliert und die Lust auf Sex erhöhen kann.

Tipp: Integriere einfache Übungen für die An- und Entspannung deines Beckenbodens in Aktivitäten, die du sowieso täglich durchführst. Zum Beispiel beim Zähneputzen, beim Warten an der Kasse oder an der Ampel. Wechsle zwischen An- und Entspannung, am besten mit mehreren Wiederholungen. Vergiss das Loslassen nicht, das ist genauso wichtig. Das Gute an diesen Übungen ist, dass du sie überall unauffällig durchführen kannst.

4.7 Mit Haut und Haaren älter werden

»DIE HEXENHAARE MACHEN MICH NOCH VERRÜCKT. IMMER WIEDER FINDE ICH EINS!« (Katharina)

Auch unsere Haut kommt in die Wechseljahre. Wie andere Organe auch hat sie Hormonrezeptoren, die jetzt weniger gut besetzt werden. Der Wegfall des Östrogens führt zu weniger Kollagen, das für die Elastizität und Festigkeit unserer Haut zuständig ist.

Die Spannung in unserer Haut lässt nach, sie wird trockener und empfindlicher. Zu viel Sonne bzw. UV-Strahlung schädigt ebenfalls die Hautzellen, aber auch der normale Alterungsprozess zeigt sich unter anderem im Gesicht, am Hals oder an den Händen: Wir werden faltig – und statt Glow kriegen wir Altersflecken.

Der Markt für »Anti-Aging«-Cremes ist riesig – und die Versprechungen sind noch größer. Um den sichtbaren Alterungsprozess tatsächlich zu reduzieren, müssten die enthaltenen Stoffe allerdings tief in die zweite Hautschicht (»Lederhaut«) dringen, um die Haut von innen wieder aufzubauen. Die Moleküle von Kollagen, Hyaluronsäure und anderen Substanzen sind aber noch zu groß, um die Hautbarriere zur zweiten Schicht zu passieren und verbleiben daher an der Oberfläche. Dort können sie durch die Bindung von Feuchtigkeit die Haut durchaus aufpolstern, der Effekt ist aber nur vorrübergehend. Die Forschung arbeitet daran, kleinere Moleküle zu entwickeln. Wenn diese tatsächlich in die unteren Hautschichten gelangen würden, wären sie vermutlich nicht länger Kosmetikprodukte, sondern Medikamente für die Haut.

Aber es gibt viele Cremes und weitere Produkte, die unserer Haut guttun und ihr nicht nur ein angenehmes Gefühl geben, sondern auch ein frischeres und ebeneres Erscheinungsbild. Sie können die Zellerneuerung in der obersten Hautschicht anregen, die Hautstruktur verbessern und die Schutzfunktion der Haut stärken. Wir sollten nur nicht die Erwartung haben, dass sie tatsächlich unsere Falten wegzaubern, das können sie (noch) nicht. Am wichtigsten ist, dass du die Hautprodukte gut verträgst, das ist individuell verschieden und hängt stark vom Hauttyp und den Bedürfnissen deiner Haut ab. Für viele ist weniger mehr, andere schwören unter anderem auf Produkte mit Vitamin A (auch als Retinol bekannt, es ist gut erforscht und kann die Kollagenproduktion anregen sowie Zellschäden vorbeugen), Vitamin C (schützt vor freien Radikalen und verstärkt die Schutzfunktion der Haut) oder Hyaluronsäure und Urea (beide verbessern den Feuchtigkeitsgehalt der Haut).

Natürlich gibt es auch intensivere Methoden für ein jüngeres Aussehen: So kann die Haut geglättet, Falten unterspritzt, Muskeln gelähmt oder Hautgewebe operativ gestrafft werden – wenn du diesen Schritt gehen möchtest. Das hängt auch davon ab, ob du in deinen Falten ein Zeichen von Lebenserfahrung siehst oder ein Problem, das du beheben möchtest.

Schönheit kommt von innen

Das Wichtigste, was du für deine Haut tun kannst, ist, sie von innen zu stärken. Alle Ernährungstipps, die du in diesem Buch findest, sind auch für deine Haut und deine Haare gut. Zu viel Zucker, tierische Fette, Alkohol und Rauchen schaden ihnen dagegen. Tiefer und gesunder Schlaf reduziert nicht nur Stress, sondern regeneriert auch deine Haut, und regelmäßige Bewegung bringt mehr Frische in dein Gesicht.

Tipp: Trage einen Sonnenschutz auf – und zwar ganzjährig. Nur an sehr trüben Wintertagen kannst du darauf verzichten. Auch wenn dir das vielleicht noch ungewohnt erscheint, es ist die beste Maßnahme, um Falten, Altersflecken und Hautkrebs vorzubeugen. Wenn du hinsichtlich des Wetters unsicher bist, kontrolliere den UV-Index in einer Wetter-App. Ab einem UV-Index von 3 wird ein Sonnenschutz empfohlen. Achte bei der Sonnencreme auf einen hohen Lichtschutzfaktor (LSF 30 oder besser LSF 50) und einen UV-Schutz. Der Lichtschutzfaktor sagt allerdings nichts über den UVA-Schutz aus, diese Strahlen sind aber für die sonnenbedingte Alterung der Haut verantwortlich, da sie tief in deine Haut eindringen und sie dort schädigen können. Daher ist ein Sonnenschutz mit UVA-Label empfehlenswert. Der Lichtschutzfaktor in Gesichtscremes oder

Foundations ist oft zu niedrig. Es fehlt häufig ein hoher UVA-Schutz und du müsstest davon eine sehr große Menge auftragen, daher ist eine zusätzliche Sonnencreme meist die bessere Alternative. Dabei kommt zuerst die Tagescreme und dann der Sonnenschutz auf die Haut – sowie am Ende das Make-up, wenn du dich schminkst. Beim Sonnenschutz gilt: Viel hilft viel! Alternativ kannst du die Sonne meiden oder deine Haut abdecken. Dann und auch bei der Anwendung von Sonnencreme sinkt deine Vitamin-D-Produktion, sodass eine entsprechende Nahrungsergänzung sinnvoll sein kann.

Zu viele Haare in der Bürste?

Nicht nur unsere Haut wird älter, auch unsere Haare werden es. Sie werden grau – und weniger. Weil der Haarzyklus von Hormonen gesteuert wird, ist Haarausfall ein typisches Symptom der hormonellen Veränderungen. Im Verlauf der Wechseljahre haben wir mehr Testosteron als Östrogen im Blut, und der männliche Einfluss zeigt sich auch in unseren Haaren. Die Wachstumsphase wird kürzer, die Haare sind nicht mehr so dick und nicht mehr so lang. Stattdessen bekommst du – wiederum durch den Einfluss der männlichen Hormone – mehr Haare im Gesicht, beispielsweise am Kinn. Auch an der Brust und anderen Stellen können einzelne Haare wachsen. Die Pinzette wird deine neue treue Begleiterin.

Auf dem Oberkopf werden die Haare dagegen weniger. Der hormonell bedingte Haarausfall ist dabei abhängig von der hormonellen Situation, aber auch von der individuellen Empfindlichkeit der Hormonrezeptoren. Es kann zum sogenannten androgenetischen Haarausfall kommen: Dann werden wie bei Männern die Haare am Oberkopf dünner und weniger. Dagegen bleiben die Haare am Hinterkopf und an den Seiten erhalten.

Neben den hormonellen Veränderungen sind auch andere Ursachen von Haarausfall möglich, darunter Probleme mit der Schilddrüse, Eisenmangel, Stress oder der Einfluss von bestimmten Medikamenten. Eine Haaranalyse eignet sich, um mehr über den Auslöser zu erfahren und das Wachstum der Haare besser beurteilen zu können. Konkret wird damit ermittelt, wie viele Haare sich in der Ruhephase und wie viele in der Wachstumsphase befinden. Wenn 80 Prozent in der Wachstumsphase und maximal 20 Prozent in der Ruhephase sind, ist das noch im normalen Bereich. Sind mehr Haare in der Ruhephase, reichen die nachwachsenden Haare nicht aus, um den Verlust auszugleichen.

Wie kannst du Haarausfall behandeln?

Haarausfall kann emotional sehr belastend sein. Denn Haare sind auch ein Symbol für Weiblichkeit und Gesundheit. Allgemein gilt die Empfehlung, dass du nicht mehr als 100 Haare am Tag verlieren solltest, aber das hängt natürlich auch davon ab, wie häufig du deine Haare wäschst und bürstest, und ob du ohnehin viele Haare oder eher wenige hast. Da du Haare auch beim Föhnen, Spazierengehen oder Sport verlierst, ist es schwierig, diese genau abzuzählen.

Am häufigsten ist der Haarausfall am Oberkopf. Die Therapie dafür richtet sich danach, wie viele Haare ausgehen und was das Ergebnis der Haaranalyse zeigt. Je nach Leidensdruck – und wenn ein hormonell bedingter Haarausfall mit weiteren Beschwerden der Wechseljahre einhergeht – kannst du probieren, ob dir pflanzliche Präparate wie Traubensilberkerze oder Isoflavone helfen. Durch eine Hormonersatztherapie bessert sich häufig auch der Haarausfall. Dafür wird oft ein Gestagen mit einem antiandrogenen Effekt eingesetzt.

Wenn du in den Wechseljahren unter starken Blutungen leidest, lass unbedingt deinen Ferritinwert überprüfen oder auch eine Anämie abklären. Ist dein Ferritin eher niedrig, fülle Eisen auf, dann bessert sich oft auch der Haarausfall. Nicht jedes

Eisenpräparat wird gut vertragen, wenn das bei dir der Fall ist, probiere ein anderes. Auch ein Ungleichgewicht im Darm kann Haut und Haare schwächen, und umgekehrt stärkt ein gesundes Mikrobiom deine Haare.

Für die äußerliche Behandlung kann der Wirkstoff Minoxidil auf die Kopfhaut als Tinktur oder Schaum aufgetragen werden. Minoxidil gibt es rezeptfrei in der Apotheke. Es hat eine gute Wirksamkeit, allerdings fallen in den ersten sechs Wochen die Haare oft stärker aus. Auch wenn das viele Frauen verunsichert, sieh es als gutes Zeichen, dass die Behandlung anschlägt. Du musst Minoxidil mindestens ein Jahr, oft auch deutlich länger anwenden, sonst kommt der Haarausfall zurück. Es gibt außerdem Individualrezepturen mit Minoxidil und anderen Substanzen, die in der Apotheke nach Anweisung deiner Ärzt:in angemischt werden. Diese enthalten beispielsweise zusätzlich 17-Alpha-Östradiol, das die Wirkung von Testosteron an der Haarwurzel abmildert.

Melatonin sorgt nicht nur für besseren Schlaf, sondern kann auch das Haarwachstum stimulieren. Es wirkt antientzündlich und soll äußerlich aufgetragen die Haarfollikel schützen. Deine Haare werden zudem durch eine ausreichende Versorgung mit B-Vitaminen (besonders wichtig sind B7, Biotin, und B9, Folsäure), Vitamin C, Vitamin D, Eisen, Zink, Kupfer, Silizium, Omega-3-Fettsäuren und Eiweißverbindungen wie L-Carnitin gestärkt. Eine ausreichende Versorgung mit Aminosäuren, darunter L-Arginin, L-Citrullin, L-Cystein und L-Methionin, ist ebenfalls für die Haare wichtig. Ob du daran einen Mangel hast, kann eine Blutuntersuchung zeigen.

Haarausfall ist ein sehr komplexes Thema und du brauchst Ausdauer in der Behandlung. Meist siehst du erst nach einigen Monaten Erfolge, weil deine Haare sich in unterschiedlichen Wachstums- und Ruhephasen befinden und die Wirkung der verschiedenen Maßnahmen ebenfalls Zeit braucht. Auch Shampoos und Conditioner versprechen Hilfe bei Haarausfall. Sie können den Haarausfall allerdings nicht stoppen, da die Ursache in den Haarfollikeln liegt. Trotzdem kann ihr kosmetischer Effekt unterstützen, denn sie glätten die äußere Haarschuppenschicht und sorgen für mehr Volumen. Der richtige Haarschnitt ergänzt die Pflege von außen.

Tipp: Denkst du schon länger darüber nach, ob du Haarausfall haben könntest? Vertraue deinem Gefühl, du kennst deinen Körper. Lass dich bei Sorgen um deine Haare unbedingt von deiner Hautärzt:in oder Gynäkolog:in beraten. Denn solange die Haarfollikel noch intakt sind, stehen verschiedene Behandlungsmöglichkeiten zur Verfügung.

»Schönheit ist (k)ein Versprechen von Glück«

Faltenfreie Haut und kräftige Haare sind typische Symbole für Attraktivität, Jugendlichkeit und Schönheit. Das muss umgekehrt aber nicht bedeuten, dass wir mit dem Älterwerden unsere Schönheit verlieren. Denn Schönheit hat deutlich mehr Facetten – und liegt ohnehin immer im Auge der Betrachter:in. Es gibt wunderschöne Frauen, die nicht den gängigen Schönheitsidealen entsprechen, weil sie dafür vielleicht zu dick, zu dünn oder zu faltig sind, die uns aber mit ihrer Ausstrahlung berühren oder interessieren.

Was bedeutet Schönheit für dich? Wie blickst du in der Mitte des Lebens auf dich? Vielen von uns fehlt der positive Blick auf sich selbst – wir sind eher besonders kritisch mit uns. Wir bewerten uns oder lassen uns durch die Bewertung von anderen verunsichern. Wir vergleichen unsere Körper mit Idealmaßen aus Modemagazinen oder denen junger Frauen. Manchmal sind uns unsere Körper peinlich, weil sie den gesellschaftlichen Normen nicht zu entsprechen scheinen. Dabei unterliegen auch diese Normen Trends und ändern sich: Es ist viel in Bewegung, Vielfalt und Diversität sind überall sichtbar und bereichern unseren Blick auf die Welt und auf andere Menschen. Ein Beispiel dafür ist die legendäre Dove-Werbung, die in den 2000er-Jahren Körper abseits der gängigen Schönheitstrends zeigte und ein Markenzeichen der Body-Positivity-Bewegung wurde. Der Hype um Magermodels wurde von vielfältigen und androgynen Körperformen abgelöst. Akzeptanz und eine positive Einstellung zum eigenen Körper rückten an die Stelle ungesunder Schönheitsideale. Auch in den Modemagazinen tut sich was, auf dem Cover der *Vogue* waren 2024 nicht nur jüngere, sondern auch die Supermodels der 1990er-Jahre und sogar die 102-jährige Holocaust-Überlebende Margot Friedländer zu sehen. Aber auch ganz »normale« Frauen unserer Generation – in unserer Nachbarschaft oder in den sozialen Medien – lassen sich von scheinbar perfekten Körpern nicht einschüchtern und ihr Aussehen längst nicht mehr an den Maßstäben von früher messen. Sie sind stolz auf den Körper, der sie durch ihr Leben getragen hat, dass er diese Spuren des Älterwerdens zeigt und eine eigene Geschichte erzählt. Es sind Frauen, denen wir ansehen, dass sie sich in ihren Körpern wohlfühlen und die wir schön finden, weil sie authentisch sind und ihrer Schönheit auf ihre eigene Weise Ausdruck verleihen. Es gibt sie, diese Vorbilder und Inspirationen, aber wir brauchen viel mehr von ihnen. Wir brauchen Frauen, die uns ermutigen, uns zu zeigen, wie wir sind, damit wir andere anspornen können, es uns gleichzutun. Damit Vielfalt normal wird, damit wir diejenigen sind, die diesen Diskurs bestimmen – und wir uns frei machen können von dem, was andere über uns sagen oder denken.

Obwohl wir in einer alternden Gesellschaft leben und wir Alten den Jungen zahlenmäßig längst überlegen sind, ist Jugendlichkeit immer noch ein Synonym für Schönheit. Soziale Medien potenzieren die Überflutung mit jungen, faltenfreien, schlanken Körpern und dadurch steigt der Druck – auf junge wie älter werdende Frauen. Die von den Medien propagierte Schönheit wird zur Selbstverständlichkeit, obwohl sie das gar nicht ist. Wir wissen, dass die Realität anders aussieht. Studien zeigen, dass Menschen, die soziale Medien nutzen, mehr Aufwand als andere für attraktivitätssteigernde Maßnahmen aufwenden. Dabei zeigen Social-Media-Accounts nur einen kleinen Ausschnitt aus der Welt der Personen, denen wir folgen, und erzeugen ein stark verzerrtes Bild der Wirklichkeit. Wir sollten unsere Macht nicht unterschätzen: Denn wir folgen diesen Accounts freiwillig und können ihnen ebenso entfolgen und stattdessen anderen Accounts unsere Aufmerksamkeit schenken. Solchen, die Frauen nicht objektivieren oder sexualisieren, sondern unterschiedliche Frauenbilder und -körper zeigen und uns mit der Vielfalt von Schönheit und ihrer Authentizität beeindrucken – unabhängig von Alter, Gewicht oder Hautfarbe.

Schönheit ist, dir etwas Gutes zu tun

In der Mitte des Lebens sind wir reich an Erfahrung und wissen, dass Schönheit nicht automatisch zu Glück und Erfolg führt. Auch wenn uns das jahrelang eingeredet wurde. Unsere Ängste wurden geschürt, dass wir für einen Job oder Partner »nicht hübsch genug« sein könnten. Immer wieder wurde der Bezug zum Äußeren hergestellt. So wurden wir sozialisiert, Schönheit und Aussehen wurden deutlich überbewertet und meist zu wichtig genommen. Auch hier sollten wir den Blick auf uns lenken: Es sollte nicht darum gehen, anderen zu gefallen, sondern vor allem uns selbst. Wir wissen, dass es guttut, etwas für uns zu tun: einen schönen Lippenstift auftragen, die Nägel lackieren, uns Blumen schenken, ein Parfum testen oder den Blazer kaufen, um den wir schon lange herumgeschlichen sind. Wenn wir uns selbst gefallen und schöne Dinge in unser Leben lassen, gibt uns das Kraft und Stärke. Es ist wichtig, diese Momente zu schaffen, ihnen Raum zu geben – gerade, wenn um uns herum Chaos herrscht.

Über die äußere Schönheit hinaus lohnt es sich, den Blick auf unsere innere Schönheit zu lenken, die unsere äußere Schönheit mehr prägt als Cremes, Make-up oder Kleidung. Die Philosophin Rebekka Reinhardt hat auf drei sichtbare Kriterien der äußeren Schönheit hingewiesen, die sich nur von innen heraus entwickeln lassen:[38]

- Anmut: Der beste Weg dorthin ist die Selbstvergessenheit, das Versinken in Aktivitäten, die uns fesseln, was auch immer das für dich ist. Dabei spüren wir, dass unsere äußere Erscheinung längst nicht so spannend ist, wie die Welt, in der wir uns befinden.
- Stil: Wissen, wer du bist und deinem Ich mit Mode und Benehmen Ausdruck verleihen. Denn dein Geist prägt auch dein Erscheinungsbild. So sagte auch die Chefredakteurin der französischen *Vogue*, Carine Roitfeld: »Was eine Frau gelesen hat, macht sie attraktiver und eleganter als das, was sie trägt.«
- Haltung: Was macht deine Persönlichkeit, deinen Charakter aus, was ist dir wirklich wichtig? In der Regel ist das nicht die Sorge um das eigene Aussehen, sondern der Wunsch, aus sich selbst einen guten, glücklichen und weisen Menschen zu machen.

Wenn wir diese Gedanken verinnerlichen, wohlwollend auf unser Äußeres blicken und dem, was wir schön finden, Raum geben, kommen wir unserer eigenen Schönheit näher. Denn Schönheit kann vieles sein, und wenn man Frauen fragt, wann

38 Rebekka Reinhard: Schön!

sie sich schön fühlen, dann nennen sie Momente der Verbundenheit mit anderen oder mit sich selbst. Wenn sie Dinge tun, die sich gut anfühlen. Wenn sie bei sich sind. Wenn sie sich auf das konzentrieren, was sie an sich mögen, und nicht auf das, was ihnen gerade nicht gefällt. Schönheit hat viele Gesichter, und wenn es uns gelingt, uns so zu lieben, wie wir sind, dann lässt uns das nicht nur von innen und außen strahlen, sondern auch zufriedener durch unser weiteres Leben gehen.

4.8 Joggen ist gut, Kraftsport ist besser

»ICH HÄTTE NIE GEDACHT, DASS KRAFTTRAINING SPASS MACHEN KANN!« (Anja)

Wir bewegen uns viel zu wenig. Die meisten von uns haben einen Bürojob, bei dem sie fast den ganzen Tag sitzen. Verschiedene Studien zeigen, dass unser sitzender Lebensstil bzw. die mangelnde Bewegung ähnlich gravierende Folgen für unsere Gesundheit hat wie das Rauchen. Doch wir können etwas dagegen tun!

Wie oft stehst du von deinem Schreibtisch auf? Bereits mit zwei Minuten leichter Bewegung pro Stunde kannst du die Gesundheitsrisiken, die durch zu langes Sitzen entstehen, merklich reduzieren – egal, ob du eine Kolleg:in auf einer anderen Etage besuchst, kurz an die frische Luft gehst oder zwischendurch ein paar Dehnübungen an deinem Arbeitsplatz machst. Hauptsache, du bewegst dich, so oft es geht!

Diese kleinen Bewegungseinheiten in den Alltag zu integrieren ist wichtig, darüber hinaus profitierst du in den Wechseljahren davon, wenn es bei dir insgesamt sportlicher zugeht: Sport reduziert Beschwerden wie Hitzewallungen (auch wenn du dabei ins Schwitzen kommst), deine Stimmung bessert sich durch die Freisetzung von Glückshormonen, dein Immunsystem wird unterstützt und dein Stoffwechsel angekurbelt. Hormonelle Prozesse werden reguliert und das Risiko für Erkrankungen wie Herzinfarkt, Brust- und Darmkrebs oder Diabetes Typ 2 reduziert. Und schließlich verbessert sich auch dein Körpergefühl. Wenn du dich viel bewegst, wirst du selbstbewusster. Das können wir im hormonellen Auf und Ab der Wechseljahre sehr gut gebrauchen – und das alles gibt es gratis!

Du hast schon viel über die Anpassung deiner Ernährung und die Unterstützung durch Hormone und andere Medikamente für ein gesundes Älterwerden gehört. Alles wirkt besser zusammen, wenn es Hand in Hand mit Sport und Bewegung geht. Wenn du nur deine Ernährung umstellst oder nur Hormone nimmst, erreichst du viel weniger, als wenn du beides kombinierst und mit Sport ergänzt. Du potenzierst die Wirkung, weil alle Maßnahmen ineinandergreifen und sich gegenseitig unterstützen.

Mach es dir leicht!

Wie viel Sport und Bewegung brauchen wir? Empfohlen werden als Minimum 150 Minuten in der Woche. Klingt das zu viel für dich? Tatsächlich erreicht dieses Pensum nur jede sechste Frau in Deutschland. Oft finden wir die Zeit dafür im stressigen Alltag nicht, das kannst du jedoch wettmachen, wenn es dir gelingt, Sport in deinen Alltag einzubauen, wenn er zur Gewohnheit wird.[39]

39 Mehr Inspirationen dazu gibt es bei James Clear: Die 1 % Methode

Hier ein paar Tipps dafür:

- Steck dir realistische Ziele. Was kannst du schaffen, wie viel Zeit hast du und wann kannst du trainieren? (Trage dir Trainingszeiten in deinen Kalender ein!)
- Wie kannst du deine Lieblingsbeschäftigungen mit Sport kombinieren? (Wenn du gern spazieren gehst, baue zwischendurch einen Sprint oder Balancieren ein.)
- Wenn du morgens trainierst, lege deine Sportklamotten am Abend vorher raus, und zwar so, dass du sie nicht übersehen kannst.
- Belohne dich! Mit deiner Lieblingsmusik oder deinem -podcast beim Sport oder einem Snack danach. Denn das hast du dir verdient. Die Belohnung setzt Dopamin frei – das wirkt zusätzlich als Antriebskraft.
- Mach dir nach dem Sport bewusst, dass du etwas für dich und deine Gesundheit getan hast. Nimm das auch als Argument, wenn du Umwege gehst oder auf Aufzüge verzichtest (und klopf dir hinterher auf die Schulter!).
- Wenn du in einem Fitnessstudio trainieren willst, such dir eins in der Nähe deiner Wohnung oder Arbeitsstelle. Dann kommst du automatisch daran vorbei und musst keine Umwege in Kauf nehmen, die dich am Besuch hindern könnten.
- Zusammen ist man weniger allein: Nimm eine Freund:in mit zum Sport. Das ist nicht nur geselliger, sondern motiviert mehr.
- Was bist du für eine Sportlerin oder was für eine willst du sein? Bist du eine Läuferin, eine Schwimmerin oder liebst du den Wettkampf? Wenn du weißt, mit welcher Sportart du dich identifizieren kannst, trägt dich dieses Bild besser durch das Training und unterstützt andere Entscheidungen in deinem Alltag.

Yoga ist Kür, Kraftsport Pflicht

Du hast schon einige Male gehört, dass du an Kraftsport in den Wechseljahren nicht vorbeikommst. Tatsächlich sollte Kraftsport deine Priorität werden. Leider graust es vielen Frauen davor und Krafttraining ist eine der größten Hürden, die sie in dieser Zeit nehmen müssen. Viele beginnen mit ein paar Übungen oder melden sich in einem Fitnessstudio an, hören aber schnell wieder damit auf. Das Klischee hat in diesem Fall recht: Die meisten Frauen gehen lieber joggen, schwimmen, tanzen, machen Nordic Walking, Yoga oder Pilates. Ausdauertraining hat auch viele Vorteile: Es unterstützt deine allgemeine Fitness und beugt Herz-Kreislauf-Erkrankungen vor. Außerdem verbessert es deine Stimmung und deinen Schlaf, du hast mehr Energie und wirst belastbarer. Yoga und Pilates sorgen für eine bessere Körperhaltung und mehr Balance, was dein Sturzrisiko reduziert. Aber: Diese Sportarten wirken nicht gegen den Abbau der Knochenmasse und helfen weniger beim Abnehmen als Kraftsport. Poröse Knochen und Übergewicht sind aber zwei Risikofaktoren, die für die Altersgesundheit von Frauen eine besonders große Rolle spielen. Daher ist Krafttraining Plicht – am besten in Kombination mit Ausdauersport.

Vielleicht hilft es dir, beim Krafttraining nicht an vor Muskeln strotzende, eingeölte Bodybuilder zu denken, sondern eher an eine gut trainierte Frau, die problemlos Getränkekisten ins Haus tragen kann und straffe Oberarme hat. Sie kann auch ihre Enkel leicht hochheben und hat einen kräftigen Händedruck. Ihre Gelenke schmerzen nicht, sie kommt morgens gut aus dem Bett und steht beim Zähneputzen auf einem Bein – ohne dass sie ihr Gleichgewicht verliert. Klingt gut, oder?

Von diesen durchtrainierten Frauen sind wir nur leider weit entfernt: Eine Studie zeigt, dass 40 Prozent der Frauen im Alter zwischen 55 und 65 Jahren keine fünf Kilogramm mehr heben können – so viel wiegt etwa eine normale Wassermelone. Eine

Getränkekiste kommt bereits auf acht bis 12 Kilogramm. Wie ist das bei dir? Wer hebt die schweren Einkaufstaschen aus dem Auto und trägt sie ins Haus? Willst du deinen Körper fordern, oder lieber andere um Hilfe bitten?

Mit Kraftsport kannst du unglaublich viel für deine Gesundheit erreichen – und mit Kraft lebst du länger. Die gute Nachricht vorweg: Du wirst recht schnell Erfolge sehen und spüren! Krafttraining meint dabei nicht (nur) das Drücken einer Langhantel, die dich vielleicht anfangs abschreckt, sondern ist sehr vielfältig. Wichtiger als das, was du machst, ist, dass du überhaupt damit anfängst. Du bist auch nie zu alt für Krafttraining, sondern kannst in jedem Alter damit beginnen. Studien zeigen, dass Frauen im Alter von 70 Jahren innerhalb kurzer Zeit neue Muskeln aufbauen und ihre Knochen stärken können. Wenn du noch nicht unter die Kraftsportlerinnen gegangen bist, sind die Wechseljahre in jedem Fall die ideale Zeit, um diese neue Routine in deinen Alltag zu integrieren und dich gegen Osteoporose zu wappnen.

Aber Krafttraining verbessert nicht nur die Knochendichte, indem es den Knochenaufbau anregt, und verhindert den Muskelverlust – zur Erinnerung: zwischen dem 50. und 70. Lebensjahr verlieren Frauen etwa 30 Prozent ihrer Muskelkraft –, sondern kurbelt auch deinen Grundumsatz an: Je mehr Muskeln du hast, desto höher ist dein Grundumsatz und du verbrauchst mehr Energie – das reduziert oder stabilisiert dein Gewicht. Das ist auch der große Unterschied zum Ausdauersport: Der ist gut für dein Herz und deine allgemeine Fitness, aber mit Krafttraining und mehr Muskelmasse verbraucht dein Stoffwechsel sogar im Ruhezustand Kalorien.

Wenn du deine Muskeln bewegst, werden sie so etwas wie kleine Apotheken: Es ist noch gar nicht so lange bekannt, dass in Muskeln eine Superkraft verborgen ist. Sie produzieren sogenannte Myokine, das sind Botenstoffe, die in den ganzen Körper verteilt werden. Sie lindern nicht nur Entzündungen, sondern wirken offenbar auch präventiv gegen Herz-Kreislauf-Erkrankungen, Diabetes, Krebs und sogar Demenz. Mit vielen Muskeln wirst du also langsamer alt.

Wie fängst du an?

Ideal ist, wenn du zusätzlich zu den 150 Minuten Sport pro Woche mindestens zweimal ein Krafttraining einplanst. Wenn du in ein Fitnessstudio gehen möchtest, nimm dir für ein paar Stunden eine Trainer:in, damit sie dir die richtige Durchführung verschiedener Übungen zeigt. Wenn du dich alleine an die Geräte setzt, kann das sonst schnell frustrieren. Und wenn du spezielle körperliche Probleme hast, etwa eine beginnende Inkontinenz, frage deine Trainer:in, was du beachten sollst – in diesem Fall, welche beckenbodenfreundlichen Übungen sie dir empfehlen kann.

Eine gute Alternative zum Fitnessstudio ist Krafttraining zu Hause, für das du nicht mal Geräte brauchst. Du kannst mit Übungen mit dem eigenen Körpergewicht anfangen, dazu zählen klassische Liegestütze, Wandsitz, Kniebeugen oder Ausfallschritte. Mit Liegestützen kannst du auch an der Wand und auf den Knien starten, mach die Übungen so, dass sie dir leichtfallen. Du kannst sie auch beim Joggen, Walken oder Spazierengehen einbauen. Eine Bank auf dem Weg ist ein idealer Stopp für Übungen unterwegs. Probiere auch eine Plank, dieser Unterarmstütz ist für den ganzen Körper gut, du stärkst außerdem gezielt deine Körpermitte. Du kannst ihn in zahlreichen Variationen (Arm strecken, Bein anziehen, mit Gewichten etc.) ausführen, um verschiedene Muskelgruppen zu aktivieren. Vielleicht hast du auch Widerstandsbänder zu Hause: Mit diesen Dehnungsbändern belastest du deine Muskeln stärker und kannst so mehr aus den Übungen rausholen. Ab auf die Matte!

Wichtig ist, dass du deinen Muskeln neue Reize gibst: Vor den

Wechseljahren verstärkt neben Testosteron vor allem Östrogen deine Muskelkraft. Ohne Östrogen geht der Reiz für starke Muskelkontraktionen und für den Aufbau von Muskeln verloren. Du brauchst daher in den Wechseljahren unbedingt stärkere Muskelreize. Das können ein Hochintensives Intervalltraining (HIIT), schwerere Gewichte, aber auch Übungen für die Schnell- und Sprungkraft leisten: also Übungen, in denen du ein paar Sekunden maximal schnell sprintest (das geht auch auf der Stelle), mit voller Kraft aus der Hocke nach oben schießt, auf einen Kasten springst oder einen schweren Ball mit Wucht auf den Boden wirfst. Deine Muskeln »hören« in den Wechseljahren sozusagen nicht mehr so gut, was du ihnen sagen willst, deshalb musst du deutlichere Impulse setzen. Und wenn deine Botschaft ankommt, kann das auch deine Beschwerden reduzieren.

Eine Trainingseinheit besteht immer aus verschiedenen Übungen mit mehreren Wiederholungen. Diese sollten gerade noch zu schaffen sein. Das langfristige Ziel ist vor allem, die Anstrengungen zu erhöhen und schwerere Gewichte zu heben oder zu stemmen – und nicht unbedingt, die Anzahl der Wiederholungen zu steigern. Wichtiger ist, dass du an deine Belastungsgrenze gehst. Das stimuliert auch deine Knochen, neue Zellen zu bilden, sie werden stärker und der Abbau der Knochensubstanz wird verringert. Fange mit leichten Gewichten an, meistens musst du gar nicht lange warten, bis du mehr Gewicht probieren oder die Dauer einer Plank verlängern kannst.

Es gibt unzählige Videos und auch tolle Online-Kurse für das Training mit dem Eigengewicht. Lass dich von anderen Frauen inspirieren oder werde kreativ, indem du Wasserflaschen, Melonen oder Bücher zum Stemmen oder Heben einsetzt. Natürlich kannst du auch mit echten Kleingeräten wie Hanteln oder Kettlebells zu Hause trainieren. Vergiss auch die Griffkraft nicht, indem du beispielsweise nebenbei am Schreibtisch einen Ball in deiner Hand knetest oder Fingerhanteln in der Küche platzierst.

Den Muskelaufbau mit Proteinen & Co. unterstützen

Über eine proteinreiche Ernährung hast du in diesem Buch schon viel gelesen. Proteine machen nicht nur satt und sorgen für einen stabilen Blutzucker, sondern sie sind der wichtigste Baustein für deine Muskeln. Nach dem Training ist dein Körper besonders empfänglich für Eiweiß. Wichtiger als der Zeitpunkt ist aber, dass du den Aufbau deiner Muskeln generell mit Proteinen unterstützt. Das kann eine eiweißhaltige Nahrung sein oder einfach ein Proteinshake. Und je älter wir werden, umso mehr steigt unser Proteinbedarf. Besonders wertvoll für den Muskelaufbau sind mit der Aminosäure Leucin angereicherte Molkenproteine. Auch bei wenig Bewegung können sie die Muskelgesundheit besonders gut unterstützen.

Es gibt ein Nahrungsergänzungsmittel, das beim Muskelaufbau und beim Älterwerden nicht fehlen sollte: Kreatin ist wissenschaftlich sehr gut erforscht, nachgewiesen wirksam und sicher. Es versorgt deine Muskeln mit mehr Energie und führt zu mehr Leistung. Dazu gibt es sogar einen offiziellen Health Claim der Europäischen Behörde für Lebensmittelsicherheit, der bestätigt, dass »die tägliche Einnahme von drei Gramm Kreatin die körperliche Leistung bei Schnellkrafttraining im Rahmen kurzzeitiger intensiver körperlicher Betätigung erhöht«. Bei vielen Nahrungsergänzungsmitteln sind die Versprechen fraglich, bei Kreatin nicht. Es wird sogar empfohlen, dass Menschen ab 55 Jahren Kreatin nutzen, weil durch den Verlust an Muskelmasse die Lebensqualität stark vermindert wird. Kreatin hat außerdem positive Effekte auf die Kognition. Dafür gibt es zwar bisher keinen Health Claim, aber Studien, die eine Verbesserung der Konzentrationsfähigkeit und Gedächtnisleistung nachweisen. Insofern ist Kreatin ein wichtiges Nahrungsergänzungsmittel, um im Alter körperlich und geistig fit zu bleiben.

Tipp: Lass dich beim Sport nicht stressen. Eine Studie zeigt, dass Frauen ihre Gesundheit mit weniger zeitintensivem Training als Männer stärken können. Männer müssen doppelt so viel Zeit wie Frauen aufwenden, um vergleichbare Effekte zu erzielen. Oder in anderen Worten: Wir erreichen mit weniger Sport mehr als Männer. Auch Pausen zwischen den Übungen sind wichtig. Nur dann haben deine Muskeln eine Chance, sich zu erholen und ihre volle Kraft für die nächsten Übungen zu entfalten. Mach außerdem stark fordernden Sport nicht zu spät am Abend, das kann dich am Einschlafen hindern. Denn Schlaf ist schließlich eine weitere Priorität in den Wechseljahren.

4.9 Schlaf gut!

»MEINE SCHLAFSTÖRUNGEN SIND SO BELASTEND. ICH BIN AN MINDESTENS FÜNF VON SIEBEN TAGEN IN DER WOCHE TOTAL GERÄDERT UND HABE SCHWIERIGKEITEN, IN MEINEM VOLLZEITJOB DIE GEWOHNTE LEISTUNG ZU BRINGEN.« (Andrea)

Wusstest du, dass Frauen mehr Schlaf brauchen als Männer? Das liegt daran, dass wir unser Gehirn intensiver nutzen, die neurologischen Prozesse bei uns komplexer sind und unser Multitasking höhere Anforderungen stellt. Das führt zu einem höheren Bedürfnis nach Entspannung und Schlaf. Gleichzeitig sind wir aber anfälliger für äußere Reize, wachen also häufiger auf. In den Wechseljahren kommen die hormonellen Veränderungen dazu, die unseren Schlaf weiter verschlechtern können.

Durchschlafen ist in den Wechseljahren für viele Frauen ein großes Problem – und tritt meist schon zu Beginn der hormonellen Veränderungen auf, wenn Gedanken an die Wechseljahre noch abwegig erscheinen. Vorzugsweise zwischen zwei und vier Uhr nachts sind wir hellwach und können partout nicht mehr einschlafen.

Die Bedeutung von Schlaf für unsere Gesundheit ist vielen nicht bewusst: Schlafmangel führt nicht nur zu Müdigkeit, Konzentrationsstörungen, Heißhunger und Reizbarkeit, sondern geht auch mit erhöhten Risiken für Krebs, Demenz und Diabetes einher. Er erhöht auch signifikant das Risiko für Bluthochdruck, das hat die Nurses Health Study gezeigt. Wenn du dauerhaft weniger als sechs Stunden schläfst, erhöhst du langfristig diese Risiken. Als gesund gelten sieben bis acht Stunden Schlaf. Es ist aber leichter gesagt als getan, Schlaf zu priorisieren. Vor allem sind die Ursachen für die Schlafprobleme in den Wechseljahren nicht eindeutig geklärt. Oft werden sie mit dem Mangel an Progesteron in Verbindung gebracht, aber so richtig plausibel ist die Erklärung nicht, da unsere Eierstöcke auch in der ersten Zyklushälfte kein Progesteron produzieren und wir demnach auch dann immer schlecht hätten schlafen müssen – das war aber nicht der Fall. Vermutlich sind es erneut eher die Hormonschwankungen, die zu den Schlafproblemen führen. Hitzewallungen können ebenfalls für nächtliches Erwachen sorgen. Weil diese durch eine HRT gelindert werden, schlafen Frauen, die Hormone nehmen, meistens besser.

Tipps für die Schlafhygiene

Erst mal solltest du prüfen, ob du bereits ausreichend auf eine gute Schlafhygiene achtest. Dazu zählen:

- Optimale Schlafbedingungen (atmungsaktive Matratze, natürliche Betttextilien, leichte Kleidung, kühle Temperatur, Licht- und Lärmschutz sowie das Öffnen des Fensters tagsüber)

- Tag- und Nachtrhythmus einhalten (kein langer Schlaf tagsüber, Powernapping hilft dagegen, wieder Kraft zu tanken)
- Kein TV und andere elektronische Geräte (Handy etc.) im Schlafzimmer
- Gesunde und ausgewogene Ernährung: Vermeide schweres Essen, Rohkost, Alkohol und Koffein nach 14 Uhr. Achte auf einen stabilen Blutzucker.
- Sport fördert guten Schlaf (nur nicht am späten Abend)

Außerdem erschweren Stress und Sorgen das Ein- und Durchschlafen. Vielleicht können dir schlaffördernde Rituale wie eine Fußmassage mit ätherischen Ölen helfen oder Apps, die dich frühzeitig an deine Schlafenszeit erinnern, Benachrichtigungen auf dem Handy deaktivieren und den Bildschirm abdunkeln, um dich auf das Zubettgehen vorzubereiten. Wenn es in deinem Schlafzimmer zu hell ist, trage eine Schlafmaske. Ideal ist es, wenn du auf einen Wecker verzichten kannst und aufwachst, wenn du ausgeschlafen bist.

Verhaltenstherapien können ebenfalls bei hartnäckigen Schlafstörungen in den Wechseljahren helfen. Dabei wird mit der sogenannten »Schlafrestriktion« gearbeitet: Die Schlafdauer wird gezielt begrenzt, du darfst dein Bett nur zum Schlafen benutzen und musst aufstehen, wenn du nicht einschlafen kannst.

Was guten Schlaf unterstützen kann

An pflanzlichen Produkten kannst du Hopfen, Melisse, Passionsblumenkraut, Lavendel, Johanniskraut und Baldrian probieren. Darüber hinaus ist eine ausreichende Versorgung mit B-Vitaminen, Vitamin D, Magnesium, Zink, Omega-3-Fettsäuren und der Aminosäure Tryptophan für einen guten Schlaf wichtig. Klassische Schlafmittel können schnell abhängig machen, eine

Alternative können bestimmte Antidepressiva sein, die auch bei Hitzewallungen helfen und für einen besseren Schlaf sorgen.

Im Rahmen einer Hormonersatztherapie mit Östrogen und Progesteron verbessert sich meist auch der Schlaf. Das Progesteron muss dafür abends oral eingenommen werden, vaginal hat es keinen sedierenden Effekt. Auch unser Melatonin sinkt, je älter wir werden. Da es deinen Schlaf-Wach-Rhythmus steuert, kann eine Zufuhr von Melatonin, das zeitverzögert freigesetzt wird, das Durchschlafen unterstützen.

Tipp:

Einige gesetzliche Krankenkassen übernehmen die Kosten für Schlafkurse und für digitale Gesundheitsanwendungen (DiGA) mit einem Schlaftraining, die dir deine Ärzt:in verschreiben kann.

» Ich liebe das Älterwerden. «

KAROLINE HERFURTH,
SCHAUSPIELERIN

KAPITEL 5

Jahre der Veränderungen und Entscheidungen

Die gesundheitlichen Herausforderungen der Wechseljahre kennst du nun und weißt, warum es wichtig ist, jetzt die richtigen Weichen für ein gesundes und selbstbestimmtes Älterwerden zu stellen. Zu den gesundheitlichen Themen kommen weitere dazu, die wir entweder als Belastung oder auch als Chance betrachten können, unserem Leben einen individuelleren Anstrich zu geben und mehr auf uns und unsere Interessen und Wünsche zu achten. So löst sich unser Familienleben, wie wir es die letzten Jahre kannten, wahrscheinlich auf. Das kann traurig machen, oder Raum für neue Ideen schaffen. Unsere Partnerschaften sind in die Jahre gekommen, aber statt Familienorganisation könnten wir ja die alte Liebe in den Mittelpunkt unseres Lebens rücken. Vielleicht steht ein Jobwechsel an, was für Unsicherheit sorgen oder aber unseren lang gehegten Wunsch nach beruflicher Selbstverwirklichung erfüllen kann? Statt um unsere eigenen Kinder müssen wir uns vielleicht mehr um unsere Eltern kümmern, was unser Eltern-Kind-Verhältnis auf den Kopf stellen und uns auch beruflich zurückwerfen kann. Gleichzeitig befinden wir uns in einer Lebensphase, in der wir uns dringend mit unserer finanziellen Situation nach der Erwerbstätigkeit beschäftigen müssen, um unsere Träume verwirklichen zu können und keine bösen Überraschungen zu erleben. Auch diesbezüglich müssen wir für uns sorgen.

Dieser Lebensabschnitt birgt also einige Herausforderungen, auf die du dich genau jetzt gut vorbereiten kannst!

5.1 Pubertät rückwärts

»ICH BIN NACH MEINER SCHWANGERSCHAFT DIREKT IN DIE WECHSELJAHRE GESEGELT.« (Carolin)

Das Durchschnittsalter von Frauen bei der Geburt des ersten Kindes liegt in der EU bei 31 bis 32 Jahren. Der Trend geht dahin, dass die erste Geburt immer später erfolgt. Und bei jeder vierten Geburt ist die Mutter heute älter als 35 Jahre. Ich habe mein letztes Kind mit 38 Jahren bekommen, einige meiner Freundinnen sind noch mit Anfang 40 Mutter geworden. Das heißt zugleich, dass im Gegensatz zur Generation unserer Mütter zwei große hormonelle Umbrüche innerhalb einer Familie aufeinandertreffen können: Das Kind kommt in die Pubertät und die Mutter in die Wechseljahre. Wenn Hitzewallungen und Schlafstörungen auf knallende Türen und genervte Blicke treffen, kann das für alle Familienmitglieder explosiv werden.

Tatsächlich haben wir mit unseren Teenagern einiges gemein: Die hormonellen Veränderungen in beiden Lebensphasen führen zu ähnlichen Symptomen wie Stimmungsschwankungen und Hautunreinheiten, bei Töchtern kommen die ersten unregelmäßigen Blutungen dazu, die bei ihnen die Fruchtbarkeit und bei uns deren Ende einläuten. Auch schwitzen wir und unsere Teenager mehr – mit dem Unterschied, dass wir uns frische Luft zuwedeln, unsere Kinder dagegen die Schweißproduktion offenbar kaum stört und sich ihr beißender Geruch im ganzen Zimmer verbreitet. Was auch daran liegt, dass wir dieses nur noch selten betreten dürfen, um bei der Gelegenheit durchzulüften.

Unsere Kinder erleben einen Anstieg der Sexualhormone, wir dagegen ihr Absinken. Für unsere Kinder öffnet sich eine neue Welt, die Erwachsenwerden heißt, bei uns ist Zeit für eine Bestandsaufnahme.

Wenn dann noch das Verhältnis zu unseren Kindern von Spannungen geprägt ist, sie uns auf die Bitte, mit dem Hund rauszugehen oder das eigene Zimmer aufzuräumen, mitteilen, dass sie Wichtigeres zu tun haben, wir beim Gutenachtkuss oder Kuscheln im Bett abgewiesen werden und sie auf keinen Fall in der Öffentlichkeit mit uns gesehen werden wollen, leidet darunter unser Selbstwertgefühl. Nur ist dieses in den Wechseljahren ohnehin schon angeknackst.

Aber auch für unsere Kinder ist die Situation nicht einfach. So oft sie uns gegenüber vor Selbstbewusstein strotzen, nagen an ihnen viele Selbstzweifel, sie fühlen sich unsicher und nicht immer wohl in ihrer Haut. Der Abnabelungsprozess von den Eltern ist auch für sie mit Höhen und Tiefen verbunden, sie vermeiden nur, uns das zu zeigen. Sie sind vor allem mit sich selbst beschäftigt – in ihren Gehirnen werden alte Nervenverbindungen gelöst und neue miteinander verknüpft – und sie haben nur wenig Mitgefühl mit anderen. Lieber konfrontieren sie uns mit der schonungslosen Wahrheit, dass wir verdammt alt sind und keine Ahnung von ihrem Leben, der Klimakrise, Minecraft oder Taylor Swift haben. Diese Ablehnung trifft uns wie ein Schlag in die Magengrube, und das in einer Zeit, in der wir uns nach mehr Zuneigung, Verständnis und der alten Ordnung sehnen.

Aber unsere Kinder machen uns klar, dass sie uns nicht mehr brauchen. Und auch wenn wir wissen, dass das nicht stimmt, schmerzt ihr Desinteresse und die kalte Schulter, die sie uns mitunter zeigen. Sie haben uns in der Hand. Sie bestimmen, ob es zu einem Gespräch kommt oder sie unseren Anruf direkt an die Mailbox weiterleiten. Aber auch hier hilft ein Blickwechsel: Unsere Kinder befinden sich auf dem Weg zu sich und laufen gar nicht vor uns davon. Wir sollten uns erwachsen zeigen und ihr Verhalten, das wir als Ablehnung oder Kritik empfinden, nicht persönlich nehmen. Denn dahinter steckt oft etwas anderes. Und Aggressivität kann ein Hinweis sein, dass es ihnen nicht gut geht.

Die Journalistin Silke Burmester stellt in ihrem Buch *Mutterblues* die Frage: »Mein Kind wird erwachsen, und was werde ich?« Auch sie ringt mit dem Loslassen ihres Kindes und erzählt ehrlich, wie sehr der Abschied schmerzt. Im Ablöseprozess der Töchter kann ein weiterer Aspekt dazukommen: die Konkurrenz. Kaum jemand spiegelt uns so sehr das eigene Älterwerden wie unsere Töchter. Wenn sie in viel zu kurzen Röcken ausgehen und sich besser schminken können als wir, fühlen wir uns schlagartig alt. Sie stehen am Beginn ihrer Sexualität und wir wissen noch nicht genau, wie es mit unserer weitergeht.

Chill mal!

Aber es gibt eine Erkenntnis, die uns diese Zeit überleben lässt: Beide Phasen gehen wieder vorbei! Und wir können etwas von der Pubertät unserer Kinder lernen: Auch wenn uns ihr Chillen manchmal in den Wahnsinn treibt, so kann es doch ein Vorbild für uns in der Mitte des Lebens werden: Wenn sie Zeit in ihrem Zimmer verbringen, sind wir ihnen ziemlich egal. Sie kümmern sich um ihre Interessen, machen das, worauf sie Lust haben und was ihnen guttut. Und um genau diese Selbstfürsorge geht es in den Wechseljahren: Dass wir auf uns achten, unsere Bedürfnisse ernst nehmen, Streit oder Kritik an uns abperlen lassen, weil es uns dann besser geht.

Und wenn unsere Teenager doch mal nach unserem Befinden fragen, können wir zumindest versuchen, uns offen mit ihnen über die Wechseljahre und die Suche nach uns selbst auszutauschen. Vielleicht können wir dabei sogar über das gemeinsame Hormonchaos lachen.

5.2 Das Nest ist leer und die Partnerschaft alt?

»ICH HATTE NACH 25 JAHREN KINDERERZIEHUNG PLÖTZLICH KEINE LUST MEHR, FÜR DIE BEDÜRFNISSE ANDERER VERANTWORTLICH ZU SEIN.« (Martina)

Ich erinnere mich noch genau an den Tag, als meine älteste Tochter ausgezogen ist. Sie hatte ihre letzten Kartons ins Auto gepackt, um in ihre neue Heimat zu fahren und dort ihr Studium zu beginnen. Ich stand in ihrem Zimmer und war fassungslos, dass unser gemeinsames Familienleben plötzlich zu Ende war. Natürlich hatte ich diesen Tag kommen sehen, und auch die Jahre zuvor war sie ohne uns in den Urlaub gefahren und führte längst ihr eigenes Leben. Trotzdem war ich unsagbar traurig, als sie davonfuhr. Denn mir wurde in diesem Moment klar – auch wenn ich noch zwei jüngere Kinder habe – dass unsere Familie von diesem Tag an eine andere sein würde.

Nach 18 Jahren sollte ich meine Tochter nicht mehr jeden Tag sehen, wir würden weniger zusammen lachen, uns übereinander aufregen, gemeinsam kochen, essen, einkaufen gehen, Serien gucken, spazieren gehen oder Sport machen. Einem befreundeten Vater ging es ähnlich. Er sagte mir, dass er nach dem Auszug seiner Tochter heulend in ihrem leeren Zimmer gestanden hätte. Obwohl wir beide wussten, dass dieser Moment irgendwann kommt, waren wir beide von der Wucht der Emotionen überwältigt.

Das Empty-Nest-Syndrom

Diese Traurigkeit, die Hilflosigkeit und die Verlustängste, die wir fühlen, wenn unsere Kinder ausziehen, werden medizinisch als Empty-Nest-Syndrom bezeichnet. Damit sind die verschiedenen Symptome gemeint, die unseren Gesundheitszustand psychisch wie körperlich beeinflussen können, darunter Schlaflosigkeit, Appetitlosigkeit oder auch eine Depression. Frauen sind davon stärker betroffen als Männer. Auch wenn wir unsere Kinder bis zur Volljährigkeit bei verschiedenen Ablösungsprozessen wie Kindergarten, Einschulung, Schulabschluss oder der Führerscheinprüfung begleiten, in denen sie immer selbstständiger werden, fällt es unserer Generation offenbar besonders schwer, die eigenen Kinder loszulassen – und dafür müssen wir keine Helikopter-Mütter sein. In der Generation unserer Eltern war es selbstverständlicher, dass Kinder ihren eigenen Weg gehen. Unsere Mütter waren meist jünger bei der Geburt ihres ersten Kindes und erst Anfang 40, als die Kinder das Haus wieder verließen. Auch die Paarbeziehung hatte damals allein ökonomisch bedingt oft einen höheren Stellenwert und stand, nachdem die Kinder ausgezogen waren, wieder mehr im Fokus.

In unserer Generation sind viele Frauen später Mütter geworden. Die Pubertät läutet das Empty-Nest-Syndrom ein und kann mit den Wechseljahren zusammentreffen, also in eine Phase, in der wir eh verletzlicher sind, vieles hinterfragen und mit unserem Selbstbild beschäftigt sind. Wenn dann auch noch unsere Kinder, die ein Teil unserer Identität sind und unserem Leben einen Sinn gegeben haben, ausziehen, müssen wir uns fragen, was unser Leben künftig erfüllen wird.

Die Trennung fällt uns auch deshalb so schwer, weil sich das Verhältnis zwischen Eltern und Kindern sehr verändert hat. Im Gegensatz zu unseren Eltern findet trotz der manchmal heftigen Auseinandersetzungen in der Pubertät der klassische Ablösungsprozess oft gar nicht mehr statt, weil viele Eltern und Kinder häufig »befreundet« sind und ähnliche Interessen haben. Sie tragen vielleicht sogar die gleiche Kleidung, hören dieselbe Musik und teilen politische Ansichten. Wir haben uns einander angenähert, statt uns bewusst abzugrenzen. Auch das erschwert den Abschied.

Wer bin ich?

Die meisten Frauen unserer Generation sind mit den klassischen Rollenbildern aufgewachsen. Wir haben eine Ausbildung abgeschlossen oder studiert, aber in der Regel waren wir trotzdem diejenigen, die beruflich zurückgesteckt haben, um die Familie zu priorisieren. Während die meisten Väter ihre Karriere einigermaßen normal verfolgt haben – vielleicht mit ein paar Monaten Elternzeit zwischendurch – waren Frauen für die Familienorganisation zuständig. Wir haben mehr Zeit zu Hause mit den Kindern verbracht – und leiden deshalb oft mehr als Väter unter ihrem Auszug.

Unsere Rolle verändert sich daher jetzt stärker als die der Väter. Denn plötzlich ist das Haus still, es fällt weniger Familienarbeit wie Waschen, Kochen oder Einkaufen an, den ganzen Tag über gibt es weniger Austausch und Teilhabe am Leben von anderen. Alleinerziehende sind davon besonders betroffen. Und auch, wenn wir uns viele Jahre über herumliegende dreckige

Socken, leere Getränkeflaschen in den Kinderzimmern und die nicht ausgeräumte Spülmaschine aufgeregt haben, sehnen wir uns nach dieser Zeit und unserer Rolle als Familienmanagerin zurück. Nur wurde diese Stelle betriebsbedingt gekündigt.

Stattdessen haben wir eine neue, ungewohnte Aufgabe: Wir dürfen und müssen uns fragen, was wir wollen, was wir vom Rest unseres Lebens erwarten und welche Wünsche wir uns noch erfüllen möchten. Auf was wollen wir, wenn wir unseren 80., 90. oder 100. Geburtstag feiern, stolz zurückblicken? Der Auszug der Kinder ist ein guter Anlass, um sich mit diesen Fragen zu beschäftigen. Auch wenn es dauern kann, bis wir Antworten finden.

Währenddessen kann das leere Nest mit Menschen und Aktivitäten gefüllt werden, für die in den letzten 20 Jahren wenig Zeit war. Dazu kann das Wiederbeleben (alter) Freundschaften zählen, eine berufliche Weiterbildung oder ein neuer Job, die Beschäftigung mit finanzieller Vorsorge, ehrenamtliches Engagement, Zeit für Hobbys – und die Priorisierung der eigenen Gesundheit.

Und dazu gehört die Gestaltung der Beziehung zu den erwachsenen Kindern. Da die generationenübergreifende Großfamilie der Vergangenheit angehört und wir oft an verschiedenen Orten leben, können wir mit unseren Kindern neue Traditionen oder Rituale entwickeln. Das können gemeinsame Kurzurlaube sein, gegenseitige Essenseinladungen oder die Vereinbarung, regelmäßig in Kontakt zu bleiben, solange das für Kinder und Eltern gleichermaßen wichtig ist. Hier sind wir im Vorteil gegenüber unseren Eltern: Ich weiß noch, wie meine Schwester während ihres Au-pair-Aufenthalts Luftpostbriefe schickte und höchstens einmal im Monat anrufen konnte. Wir dagegen haben WhatsApp oder andere Messenger und sind es gewohnt, mehrmals am Tag oder in der Woche mit unseren Kindern zu schreiben oder Fotos zu teilen. Diese Kultur reißt mit dem Auszug nicht ab.

Sie sind nicht weg

Nur weil unsere Kinder nicht mehr zu Hause wohnen, hören unsere Sorgen und unser Interesse an ihnen nicht auf. Im Gegenteil, oft werden die Sorgen größer, denn die Entscheidungen, die unsere Kinder jetzt treffen, haben mehr Relevanz. Wo wollen sie leben, welche Ausbildung und welcher Job sind richtig? Mit wem bauen sie eine Liebesbeziehung auf? Können sie schon allein für ihren Unterhalt aufkommen? Ihre Lebensplanung beeinflusst weiterhin unseren Alltag, unsere Gespräche und unsere Entscheidungen. Wir reden vielleicht weniger mit ihnen, aber mehr über sie. Wir beenden nicht das eine Kapitel und schlagen das nächste auf, die Übergänge sind fließend, da wir unsere Elternrolle mit dem Auszug nicht ablegen. Die Herausforderung ist, genügend Raum für uns und unsere Partnerschaft zu haben und unsere Kinder gleichzeitig im Leben zu behalten, ohne dass sie unseren Alltag so stark bestimmen wie früher. Um uns mehr auf uns konzentrieren zu können, müssen wir irgendwann Grenzen ziehen – wie auch unsere Kinder, die jetzt erwachsen und für ihr Leben selbst verantwortlich sind.

Dabei müssen wir den Auszug und die neuen Freiheiten, die hoffentlich auf uns warten, nicht schönreden. Nicht alles, was wir uns wünschen, wird sich realisieren lassen, auch in der Zukunft wird es Enttäuschungen geben. Selbst wenn das Kinderzimmer umgestaltet ist, bleibt noch die Sehnsucht nach dem alten Leben. Mit den Veränderungen durch den Auszug der Kinder geht eine lange Lebensphase zu Ende, und natürlich dürfen wir traurig darüber sein und verunsichert, weil wir noch nicht wissen, was auf diese Phase folgt. Aber neben dieser Trauer sollten wir stolz auf unsere Leistung sein: Wir haben unsere Kinder zu selbstständigen Menschen erzogen, die ihren eigenen Weg gehen können. Und unabhängig davon, was kommt, bleiben wir immer Eltern und unsere Töchter und Söhne unsere Kinder.

Wieder zu zweit

»ICH WAR GANZ ÜBERRASCHT, WIE GUT WIR UNS IM URLAUB VERSTANDEN HABEN.« (Ines)

Nach dem Auszug der Kinder ist es nicht nur ruhig geworden, es sitzen auch nur noch zwei Personen am Tisch. Für viele Paare fühlt sich das ungewohnt an und es fehlen die Worte. Sie haben lange Zeit als Team gut funktioniert und sollen oder wollen nun ihre Beziehung als Liebespaar wieder aufnehmen. Das ist nicht einfach, und häufig geraten Partnerschaften in die Krise. Eine Studie zeigt, dass die Empty-Nest-Phase das Trennungsrisiko der Eltern erhöht. Der Auszug des letzten Kindes ist dabei das entscheidende Ereignis.

Erfolgt eine Scheidung in Zusammenhang mit dem Auszug der Kinder, wird das als »Empty nest divorce« bezeichnet. Diesen Schritt gehen vor allem Eltern, die nur wegen der Kinder zusammengeblieben sind. Es hat schon vorher gekriselt, und als die Kinder aus dem Haus sind, fällt mehr auf, dass man sich nur noch wenig zu sagen hat. Das Schweigen wird lauter.

Frauen wie Männer stehen nach dem Auszug der Kinder vor einer Entscheidung. Die Kinder waren oft Anlass für Auseinandersetzungen, aber auch der wichtigste Kit in der Beziehung. Wenn dieser anfängt zu bröckeln, stellen viele Paare sich die Frage, wie es mit der Beziehung weitergeht und ob die Liebe oder Zuneigung noch für eine gemeinsame Zukunft reicht.

Generell sind Trennungen heutzutage häufiger, weil wir finanziell unabhängiger sind als unsere Mütter oder Großmütter. Aufgrund des Abhängigkeitsverhältnisses war es früher üblicher, dass Paare zusammenblieben und sich seltener scheiden ließen. Heute werden die meisten Scheidungen von Frauen eingereicht.

Frauen stehen in der Mitte ihres Lebens nicht nur vor der Frage, was sie persönlich wollen, sondern auch, ob und wie ihr Partner noch dazu passt. Das trifft genauso auf viele Männer zu, die ihre Partnerschaft ebenfalls unter die Lupe nehmen.

Dafür kann es hilfreich sein, sich gemeinsam damit auseinanderzusetzen und sich zu fragen, warum man sich früher ineinander verliebt hat – bevor Kinder da waren. Denn ein Leben ohne Kinder gab es schon einmal und hat damals offenbar gut funktioniert. Genauso kann eine Positivliste mit den Dingen oder Eigenschaften, die man heute aneinander mag, einen neuen Blick ermöglichen und den Fokus weg von dem lenken, was nicht gefällt. In jedem Fall ist das Arbeit und erfordert viel Zeit füreinander. Das Investment lohnt sich, wenn beide die Partnerschaft fortsetzen wollen, auch wenn sie noch nicht genau wissen, wie. Vor allem sollten Paare gemeinsam die Frage beantworten, wie der Alltag ohne Kinder aussehen soll. Aber auch, welche Gemeinsamkeiten sie haben und welche individuellen Interessen künftig stärker eine Rolle spielen sollen. Für die meisten ist das eine Herausforderung und viele merken, dass sie sich trotz oder aufgrund des Familienlebens doch auseinandergelebt haben.

Zur Bestandsaufnahme der Partnerschaft gehört auch, Kompromisse aus der Vergangenheit auf den Prüfstand zu stellen. Was früher in der Rolle der Mutter oder des Vaters funktioniert hat, muss nach dem Auszug der Kinder nicht mehr richtig sein. Dazu zählen etwa Aufgaben in der Familie oder auch die berufliche Weiterentwicklung. Paare sollten gemeinsam nach Lösungen suchen, mit denen sich beide wohlfühlen und die die Basis für eine gemeinsame Zukunft werden können.

Statt auf möglichst viele Gemeinsamkeiten zu pochen, können Paare sich auch gegenseitig in ihren individuellen Interessen bestärken und sich darüber freuen, dass sie auch mit anderen Menschen Spaß haben oder ganz unterschiedliche Hobbys ausüben. Die Diversität in den Interessen muss Paare nicht auseinanderführen, sondern kann eine Bereicherung sein. Denn ein wertschätzender und liebevoller Umgang, der dem oder der anderen genügend Raum für die eigenen Wünsche lässt, stärkt eine Beziehung mehr als die verzweifelte Suche nach Gemeinsamkeiten oder gemeinsame Erlebnisse, bei denen eine Partner:in gelangweilt ist. Ein Paartherapeut sagte mir mal, dass Tinder & Co. darauf basieren, möglichst viele Gemeinsamkeiten zwischen potenziellen Partner:innen zu finden, dabei sei gar nicht erwiesen, dass eine erfolgreiche Beziehung mit der Anzahl der Gemeinsamkeiten zusammenhängen würde. Wichtiger sei, dass die Beziehung und das Wir im Vordergrund stehen und höher als die eigenen Interessen bewertet werden. Wenn das bei dir und deinem Partner der Fall ist, wird sich für viele Herausforderungen in der Partnerschaft eine Lösung finden.

Natürlich bringt der Fokus auf die individuellen Wünsche, für den es in den Wechseljahren Zeit wird, Konflikte mit sich. Wenn wir auf unserem vermeintlichen »Ego-Trip« sind, ruft das eben nicht nur Verständnis und Wohlwollen hervor, sondern kann als Provokation und Ablehnung missverstanden werden. Die Herausforderung ist, eine Balance zwischen den eigenen Interessen und dem zu finden, was die Beziehung und der Partner brauchen – sodass Platz für alle ist.

Trotz der Veränderungen im Familienleben und in der Beziehung bleiben immer noch mehr Paare zusammen, als dass sie sich trennen. Es geht vielen Paaren nach dem Auszug der Kinder gut, und sie entdecken sich noch mal neu. Dann ist vielleicht die Yogamatte ins Kinderzimmer eingezogen, ein harmonischer Urlaub zu zweit ersetzt den von Kompromissen geprägten Familienurlaub, und es gibt viel Raum für eigene Aktivitäten, für die früher die Zeit fehlte. Auch für die Kinder ist es im Ablösungsprozess wichtig zu merken, dass die Eltern ein eigenes Leben führen, in dem sie nicht länger die Hauptrolle spielen – sie haben damit ein gutes Vorbild für die eigene Zukunft.

Die Wechseljahre der Männer

In den Wechseljahren stehen wir Frauen vor großen körperlichen und psychischen Veränderungen. Aber was ist eigentlich mit den Männern? Bei ihnen findet kein dramatischer Umbruch statt. Auch wenn ihr Testosteron langsam sinkt, ist der hormonelle Abfall nicht mit dem bei Frauen zu vergleichen. Auf sie wartet kein bunter Blumenstrauß an Beschwerden, und auch privat ändert sich mit dem Auszug der Kinder für sie weniger. Im Gegenteil: Für sie lief im besten Fall in den letzten Jahren alles einigermaßen glatt, und sie sind gerade auf dem Sprung auf das nächste Karrierelevel. Auch wenn dieses Bild ein Klischee bedient, so oder so ähnlich sieht in vielen Familien immer noch die Realität aus. Was heißt das für die heterosexuelle Beziehung? Auf der einen Seite ist die Frau, die noch im hormonellen Auf und Ab steckt, oder diese Phase schon hinter sich hat und sich und ihre Gesundheit mehr in den Mittelpunkt rücken will. Auf der anderen Seite der Mann, für den fast alles weiterläuft wie bisher und der eher keine Notwendigkeit für Veränderungen sieht. Vielleicht fühlt er sich sogar jünger, als er ist, und glaubt, dass seine ersten Silbersträhnen ihn interessanter und weiser machen. Wenn er zurückschaut, ist er stolz auf das, was er geschaffen hat, und blickt selbstbewusst in die Zukunft – und wir müssen neidvoll anerkennen, dass ihm das besser gelingt als uns.

Tatsächlich ignoriert er aber sein Älterwerden: Er sieht und hört vielleicht schlechter, seine Haare sind weniger geworden, der Bauch dafür dicker, die Knie machen immer wieder Probleme und Erektionsstörungen verderben ihm den Spaß am Sex.

Von den stärkeren hormonellen Veränderungen abgesehen liegen Männer und Frauen hinsichtlich der Alterserscheinungen nämlich gar nicht so weit auseinander. Wenn Männer diese Tatsache anerkennen, kann das eine große Chance auf eine gemeinsame Zukunft mit gemeinsamen Prioritäten eröffnen.

Denn was hilft es, wenn Frauen ihre Ernährung umstellen, mehr Sport in ihr Leben bringen, aber die Partner nicht mitmachen? Das fördert nur Irritationen, Konflikte und weniger Zusammenhalt. Wenn Männer dagegen bereit sind, auch ihre Mitte des Lebens als Umbruch zu begreifen, in der sie sich wie wir Frauen auf ein gesundes Älterwerden vorbereiten, entsteht neuer Raum für Gemeinsamkeit und mehr Miteinander. Dabei ist all das, was uns guttut, genauso für unsere Partner gut. Sie sind wie wir gefährdet, Herz-Kreislauf- und Krebserkrankungen sowie Diabetes zu bekommen. Auch sie brauchen starke Knochen im Alter und profitieren von einer besseren Kognition. Vielleicht gibst du deinem Partner diese Zeilen zum Lesen (oder gleich das ganze Buch) und fragst ihn, wie er sich seine gesundheitliche Zukunft vorstellt?

Tipp: In unserer Partnerschaft fehlt uns meist ein objektiver Blick. Wir machen uns nicht mehr die Mühe, offen für die Wünsche des anderen zu sein, kennen uns einfach zu gut oder sind vielleicht aufgrund bestimmter Verhaltensweisen verletzt und sperren uns gegen einen liebevollen Umgang. Nicht jedes Paar braucht eine Therapie, aber es kann trotzdem augenöffnend sein, wenn jemand von außen auf die Beziehung guckt, typische Herausforderungen in der Lebensmitte kennt und beim Sortieren hilft. Das bietet die Möglichkeit, ein neues Verständnis und eine andere Sicht auf die Beziehung zu bekommen. Und wenn beide dazu bereit sind, ist das ein gutes Zeichen für den Wert der Beziehung.

5.3 Sexualität in den Wechseljahren

»MEINE LUST IST IM DÖRNRÖSCHENSCHLAF!« (Bianca)

Die hormonellen Veränderungen machen auch vor unserer Sexualität nicht halt. Sie haben nicht nur Einfluss auf unsere Gesundheit im Intimbereich, auf Schleimhäute, auf Infektionsrisiken, sondern auch auf unser Lustempfinden und unsere Partnerschaft – und können einen Neuanfang bedeuten oder auch einen Abschluss.

Willst du von Sex zurzeit nichts wissen? Ist deine Lust verschwunden und bereitet dir diese Situation in deiner Partnerschaft Schwierigkeiten? Viele Frauen fühlen sich mit Schweißausbrüchen, ein paar Kilos mehr auf den Hüften und bleierner Müdigkeit unattraktiv. Und Sex ist genau das, an das sie jetzt ganz bestimmt nicht denken. Vor allem, wenn der Sex durch die vulvovaginale Atrophie Schmerzen bereitet, scheint es an der Zeit, dieses Kapitel zu schließen. Wie die Partnerschaft ist auch der Sex in die Jahre gekommen – und damit die Ausgangsituation für mehr Erotik im Alltag denkbar schlecht.

Wenn in langen Beziehungen Stress und Überlastung an der Tagesordnung sind, hält sich die Begeisterung für den Partner schnell in Grenzen. In dieser Phase Lust auf Sex zu haben, ist für viele Frauen ein abwegiger Gedanke. Männern geht das häufig anders. Sie nutzen Sex auch zum Stressabbau. Frauen sehnen sich in stressigen Situationen dagegen nach Entspannung. Sex ist für sie oft eine Überforderung – erst recht in den Wechseljahren, wenn sie aufgrund des sinkenden Östrogens schlechter mit Stress umgehen können.

Was ist Sexualität für dich? Für heterosexuelle Beziehungen ist sie oft nur der Geschlechtsverkehr mit dem Partner. Geht deine Vorstellung von Sexualität darüber hinaus? Die Wechseljahre sind eine gute Zeit, um Antworten auf die Frage zu finden, was dir gefällt und dir guttut.

Sexualität und Sex sind nicht das Gleiche. Intimität beginnt nicht erst im Bett, sondern kann auch ein langer Kuss, eine Massage, eine innige Umarmung oder einfach Zeit zu zweit sein. Auch kleine Berührungen im Alltag und ein zärtlicher Umgang miteinander können erregend sein.

Lohnt sich der Sex?

Vielleicht hat dein Partner aber andere Vorstellungen und eh kein Verständnis dafür, dass du »so selten« Lust hast. Vor allem das Drängen auf den Geschlechtsverkehr bereitet vielen Frauen Probleme. Immer scheint es der falsche Moment zu sein. Das ist für beide Seiten frustrierend. Meistens verschärft sich die Situation, denn unbewusst übt der Partner immer mehr Druck aus, und die Partnerin zieht sich immer weiter zurück.

Bei den unterschiedlichen Bedürfnissen nach mehr oder weniger Sex gibt es kein Richtig und kein Falsch, sie passen nur gerade nicht zusammen. Während Männern häufiger spontan nach Sex ist, verhalten Frauen sich eher »responsiv«[40]: Wir prüfen erst mal die Lage, und wenn Sex sich überfallartig anfühlt und emotional nicht eingebettet ist, haben wir keine Lust. Das Verlangen an sich sei nicht das Problem, sagt dazu die Sexualwissenschaftlerin Emily Nagoski, es ist der Kontext, in dem mit Sex verknüpfte Reize fehlen.[41] Das können bestimmte Momente der Intimität im Alltag sein oder einfach das Gefühl, gesehen und geliebt zu werden. In der Sexualwissenschaft fällt auch der

40 Das ist eine Verallgemeinerung, natürlich gibt es viele Ausnahmen!

41 Emily Nagoski: Komm, wie du willst

Begriff »Sex worth wanting«, es geht um Sex, der es wert ist, gewollt zu werden – oder schlicht um die Frage: Lohnt sich das?

Emily Nagoski empfiehlt: »Seid nett zueinander« – der zugewandte Umgang kommt im Alltag oft zu kurz. Bewusst Zeit miteinander zu verbringen oder Sex auch für einige Zeit ganz auszuschließen, können Wege zu neuer Intimität ohne Frust und Schuldgefühle sein.

Die ehelichen Pflichten …

Dass wir uns im Zusammenhang mit der Sexualität schnell unter Druck gesetzt fühlen, hängt auch mit der Gesellschaft zusammen, in der wir aufgewachsen sind. 1966 definierte der Bundesgesetzhof den ehelichen Beischlaf tatsächlich als Ehepflicht. Aber damit nicht genug, denn an diesen wurden bestimmte Bedingungen gestellt: »Die Frau genügt ihren ehelichen Pflichten nicht schon damit, dass sie die Beiwohnung teilnahmslos geschehen lässt … So fordert die Ehe von ihr doch eine Gewährung in ehelicher Zuneigung und Opferbereitschaft und verbietet es, Gleichgültigkeit und Widerwillen zur Schau zu tragen.«[42]

Das ist die Kultur, in der unsere Mütter und Großmütter aufgewachsen sind und in der wir erzogen wurden: »Männer haben einen Sexualtrieb, den die Frau befriedigen muss.« Auch wenn es diesen Passus nicht mehr gibt, prägt er unbewusst vielleicht auch heute noch die Einstellung vieler Männer und Frauen zu ihrer Sexualität. Dazu passt ein Prozess, der 2019 in Frankreich durch die Presse ging und bei dem eine Frau in einem Scheidungsprozess allein für schuldig erklärt wurde – ohne dass es dafür eine gesetzliche Grundlage gab –, weil sie nach einem Unfall ihren »ehelichen Pflichten« mehrere Jahre nicht nachgekommen war.

42 Dazu gibt es ein Gespräch mit Melanie Büttner im Podcast: Meno an mich

Unser Selbstwertgefühl ist in den Wechseljahren oft ziemlich angeknackst. Auch das hängt mit unserer Sozialisation zusammen und den Erwartungen, wie weibliche Körper aussehen sollen, welche attraktiv oder sexy sind. Hängende Brüste, Meno-Bauch, Falten oder graue Haare zählen angeblich nicht dazu. Das führt dazu, dass älter werdende Frauen in unserer Gesellschaft immer unsichtbarer werden. Die ältere Frau mit sexuellen Interessen ist eher ein Aufhänger für eine seichte Komödie oder einen skurrilen Thriller statt für ein gesellschaftlich relevantes Beziehungsdrama. Dass wir tatsächlich noch Sex haben (oft sogar besseren als früher), will dabei keiner hören. Und die Diskrepanz zu den Körpern aus Werbung und Film und dem wahren Leben ist groß. Bei Männern sind graue Haare und Falten wie die von George Clooney attraktiv, für uns gelten andere Regeln und Ratschläge. Dabei geht an den Männern das Alter ebenfalls nicht spurlos vorüber. Trotzdem können sie sich besser vermarkten. Alter ist kein Hindernis, um zum »Sexiest man alive« gekürt zu werden: 2023 war das Patrick Dempsey (Jahrgang 1966), er spielt Dr. Derek Shepherd in der Serie *Grey's Anatomy*.

Der größere Leistungs- und Attraktivitätsdruck, der auf uns Frauen lastet, hindert uns auch daran, uns mehr auf unsere Sexualität einzulassen, uns fallen zu lassen. Sich von den gesellschaftlichen Stereotypen frei zu machen, erfordert viel Kraft, die uns in den Wechseljahren oft fehlt, weil wir so erschöpft sind.

Ein guter Anfang ist, wenn wir liebevoller mit uns selbst umgehen und nicht auf das gucken, was uns nicht gefällt, sondern auf das, was wir an uns mögen. Wenn wir uns selbst gut finden, so wie wir jetzt sind, und nicht erst, wenn wir abgenommen haben, Schlupflider weggeschminkt oder Hyaluron gespritzt haben. Wir hadern oft mit unserem älteren Ich, und natürlich wirkt sich das auch auf unser Sexualleben aus. Frag dich, worauf du Lust hast, welchen Kontext du brauchst. Denn wenn nach der Menopause der Druck der fruchtbaren Phase und auch Verhütungsfragen hinter uns liegen und der Alltag ruhiger wird, sind wir mit neuen Freiheiten in der Sexualität konfrontiert, die wir nach unseren Vorstellungen und Wünschen gestalten können.

Orgasmus-Gap

Ein Thema, das die Sexualität vieler Menschen beherrscht, ist der Orgasmus. Dazu ein paar Zahlen: Von den heterosexuellen Männern haben etwa 95 Prozent regelmäßig einen Orgasmus, bei den Frauen sind es nur etwa 65 Prozent. Beim Sex mit einer Partnerin erleben dagegen 86 Prozent der Frauen den Höhepunkt. Hier gibt es eine Diskrepanz, die vermutlich im penetrierenden Sex begründet ist. Das Drumherum wird als Vor- oder Nachspiel belächelt, dabei erleben die wenigsten Frauen ohne eine Stimulation der Klitoris einen Orgasmus.

Auch das Fixieren auf den Orgasmus als »Höhepunkt« und Ziel von Sex, trifft nicht auf jede Frau zu. In einer Studie gab nur ein Drittel der befragten Frauen an, dass ein Orgasmus Sex erfolgreich macht. Intimität, Nähe, Lust und Leidenschaft lassen sich für viele Frauen besser auf anderem Wege herstellen – aber die meisten hindern ihre Gewohnheiten am Erkunden von Neuland.

Du entscheidest, was dir wichtig ist

Unsere Sexualität verändert sich, unsere Körper werden älter, aber auch unsere Wünsche und Bedürfnisse sind heute andere als früher. Sich darüber klar zu werden, ist ein wichtiger Schritt zu einer erfüllteren Sexualität. Du entscheidest, was für dich wichtig ist. Viele Frauen beschäftigen sich zum ersten Mal in dieser Lebensphase mit ihren sexuellen Wünschen. Vielleicht sind sie neugierig auf andere Spielarten, vielleicht stellen sie aber auch fest, dass Sexualität, ob alleine oder zu zweit, keinen großen Stellenwert für sie hat und andere Dinge in ihrem Leben zurzeit mehr Bedeutung haben als Lust und Leidenschaft. Das sagt nichts über die Qualität einer Beziehung aus, Menschen können sich auch ohne Sex sehr nah sein – auch wenn das für viele Paare unvorstellbar ist.

Wenn Sex weiterhin einen Platz in deinem Leben haben soll, ist es wichtig, den Partner oder die Partnerin und ihre/seine Wünsche miteinzubeziehen. Nicht immer passen die Vorstellungen zusammen. Aber die Annahme, dass sich alles von allein fügen und perfekt zusammenpassen müsste, ist eine Illusion. Wenn grundsätzlich der Wunsch da ist, Sexualität gemeinsam zu erleben, sowie Vertrauen in der Beziehung herrscht, stehen die Chancen für eine glückliche Sexualität in der Mitte des Lebens gut. Wir haben viel Erfahrung und kennen unsere Körper. Wir müssen vielleicht neu lernen, überhaupt über unsere Sexualität zu sprechen und die richtigen Worte finden. Aber auch das ist ein Prozess, der sogar Spaß machen kann, vor allem, wenn am Ende deine Wünsche erfüllt werden. Wie die Partnerschaft allgemein, ist der Austausch über unsere Sexualität Arbeit – und erfordert, dass wir uns öffnen, zuhören und aufeinander zugehen.

Und schließlich macht Sex Lust auf Sex. Wie beim Kraftsport gilt hier »use it or lose it«. Je mehr Sex du hast (ob solo oder zu zweit), desto mehr profitieren deine Schleimhäute davon, weil die Vagina besser durchblutet wird. Generell ist Sex gut für deine Gesundheit. Dabei geht es weniger um die körperliche Aktivität, die im Alter eh etwas abnimmt, sondern um den Einfluss auf unser Hormonsystem und unseren Stoffwechsel. So hilft Sex uns, Stress abzubauen, und durch die Ausschüttung von Oxytocin werden Bindungen zum Partner oder zur Partnerin intensiviert. Sex erleichtert vielen auch das Einschlafen, allerdings funktioniert das bei Männern besser als bei Frauen. Dafür profitieren Frauen zusätzlich vom positiven Einfluss auf ihre Herzgesundheit. Auch eine gesunde Ernährung, Sport und die Akzeptanz des eigenen Körpers stärken das Selbstwertgefühl und sorgen für mehr Zufriedenheit beim Sex – und für mehr Sex.

Medizinische Gründe für weniger Lust

Wenn aus deiner Sicht mit der Partnerschaft alles okay ist und auch Stress sowie andere körperliche und psychische Probleme als Ursache ausgeschlossen werden, kann die Unlust auch hormonelle Gründe haben. Generell verbessert eine Hormonersatztherapie nicht nur die vulvovaginale Atrophie, sondern häufig auch die Libido. Wenn die typischen Beschwerden der Wechseljahre wie Schlafstörungen, Hitzewallungen und Stimmungsschwankungen verschwinden, kommt die Lust auf Sex wieder zurück.

Auch die Anwendung von Testosteron kann in manchen Fällen einen Versuch wert sein, da es unsere Libido mit beeinflusst. Das heißt zwar nicht, dass Frauen mit viel Testosteron automatisch besonders viel Lust haben. Wenn sich aber keine andere Erklärung für die sexuelle Unlust finden lässt, ist es sinnvoll, den Testosteron-Spiegel zu kontrollieren. Frauen, die Testosteron anwenden, berichten auch, dass sie sich energiegeladener und kraftvoller fühlen. Das ist für viele ein schöner Nebeneffekt, aber kein Grund für ein ärztliches Rezept. Ohnehin musst du Testosteron wie auch die Kosten für die Diagnostik meist selbst zahlen.

Tipp:

Wenn du deine Partnerschaft und deine Sexualität mit deinem Partner oder deiner Partnerin wiederbeleben möchtest, musst du dir dafür Zeit nehmen. Ihr müsst euch nicht gleich zum Sex verabreden, versucht erst andere gemeinsame Aktivitäten. Das kann ein Ausflug oder Essen sein, bei dem sich eure Gespräche nicht um Erziehungsfragen oder Altersvorsorge drehen sollten, sondern um eure Partnerschaft und eure (sexuellen) Wünsche. Es hilft auch, wenn ihr euch im Alltag wieder näher seid, euch berührt, umarmt – und die Kritik am anderen zurückhaltet. So wie ihr euch auch früher wahrscheinlich liebevoller oder verliebter begegnet seid, obwohl es sicherlich auch damals das ein oder andere zu kritisieren gab.

5.4 Verhütung (noch) nicht vergessen!

Ein Vorteil der Menopause ist, dass du endlich nicht mehr verhüten musst – das bringt vielen Frauen mehr Unbeschwertheit beim Sex. Aus medizinischer Sicht kann das Risiko einer Schwangerschaft allerdings erst ausgeschlossen werden, wenn du mindestens ein Jahr keine Blutung mehr hattest. Wenn du noch keine 50 Jahre alt bist, musst du sogar zwei Jahre warten. Dieser Zeitraum zwischen Perimenopause und Menopause kann tückisch sein. Schwangerschaften über 50 Jahre sind zwar sehr, sehr selten, aber bei einigen Frauen kommt es auch noch mit Mitte oder Ende 50 zu Eisprüngen. Das Fehlgeburtsrisiko ist dann ebenfalls sehr hoch, wie auch das für chromosomale Störungen.

Wenn du die Pille nimmst, kannst du nicht feststellen, ob du in den Wechseljahren bist. Auch Tests helfen hier nicht weiter. Ganz sicher bist du erst, wenn du deine Blutung ein Jahr oder länger nicht mehr hattest. Du musst also die Pille absetzen und im Prinzip warten, was passiert.

Viele Frauen stellen mit Anfang 40 ihre Verhütung um. Die klassische Antibabypille mit synthetischen Hormonen kommt dann oft nicht mehr infrage, besonders bei erhöhten Risiken für Thrombosen, Embolien und auch für Brustkrebs.

Hier eine Übersicht über hormonelle Möglichkeiten, die dir in den Wechseljahren zur Verfügung stehen:

› Antibabypille mit den bioidentischen Hormonen Östradiol oder Östetrol und einem Gestagen. Für Frauen geeignet, die nicht unter Bluthochdruck leiden, stark übergewichtig sind oder rauchen.

- Östrogenfreie Verhütungsmethoden wie eine Hormonspirale mit einem niedrig dosierten Gestagen, die auch Blutungsstörungen lindert. Sie kann bei Bedarf mit einem transdermalen Östrogen kombiniert werden.
- Die Minipille enthält kein Östrogen, sondern nur ein Gestagen und kann Beschwerden reduzieren, die durch die schwankenden Hormonspiegel in der Perimenopause verursacht werden. In Einzelfällen kann sie auch zusammen mit einem transdermalen Östradiol angewendet werden.
- Einige synthetische Hormonersatztherapien haben auch einen verhütenden Effekt – das ist dann aber eine Off-Label-Anwendung. Mit einer bioidentischen Hormontherapie ist keine Verhütung möglich!
- Vaginalring oder Verhütungspflaster mit Östrogen und Gestagen – diese kommen für Frauen mit Thromboserisiken, Bluthochdruck und starkem Übergewicht allerdings nicht infrage.
- Die Dreimonatsspritze enthält ebenfalls kein Östrogen und ist eine blutungsfreie Verhütungsmethode. Da sie verschiedene gesundheitliche Risiken erhöht (u. a. für Osteoporose, Thrombose und Gefäßerkrankungen) eignen sich meist andere Methoden besser.
- Hormon-Implantate (Verhütungsstäbchen) enthalten ein Gestagen und liegen etwa drei Jahre unter der Haut. Sie eignen sich für Frauen, die keine Spirale möchten, aber eine andere dauerhafte Verhütungsmethode suchen.

Viele Frauen bevorzugen eine hormonfreie Verhütung:

- Das Kondom hat die Pille mittlerweile als Verhütungsmittel Nummer eins abgelöst. Nach jahrelanger Pilleneinnahme oder Verhütung mit der Spirale ist diese Verhütung für viele Paare wieder ungewohnt. Ähnliches gilt für Diaphragma und Portiokappe. Alle diese Methoden sind aber gut für die Wechseljahre geeignet.

- Eine Verhütung mit Kupferspirale, Kupferkette und Kupferball kommt auch infrage. Sie geben keine Hormone ab und bestehen aus Plastik und Kupfer.
- Auf Methoden der natürlichen Verhütung mit Beobachtung des Zervixschleims oder Messen der Temperatur solltest du verzichten. Dein Zyklus schwankt sehr stark und du kannst dich auf keinen Fall auf die Ergebnisse verlassen.

Dann gibt es noch die Sterilisation bzw. Vasektomie. Die meisten Frauen und Männer empfinden den Zeitpunkt in der Mitte des Lebens aber als zu spät. Bei Frauen kann eine Sterilisation auch zu einem früheren Eintritt der Menopause führen.

Alle hormonfreien Methoden haben keinen zusätzlichen Effekt auf die Linderung der Beschwerden in den Wechseljahren, sodass diese gesondert behandelt werden müssen.

Tipp: Wenn du schon lange die Pille nimmst, erkundige dich bei deiner Gynäkolog:in nach Alternativen für die Wechseljahre. Hol bei heterosexuellen Beziehungen deinen Partner mit ins Boot und besprich mit ihm, welche Verhütungsmethode für euch jetzt und bis zur Menopause infrage kommt. Wenn du dich bisher eher allein darum gekümmert hast, ist das Thema Verhütung ein guter Anlass, um über deine Herausforderungen in den Wechseljahren zu sprechen. Denn Männer sind darüber noch schlechter aufgeklärt als wir Frauen.

5.5 Karrierekiller Wechseljahre?!

> »MEINE CHEFIN SCHREIT MICH AN, WEIL ICH ANGEBLICH SO ›ZICKIG‹ BIN. ICH FÜHLE MICH EINFACH NUR NOCH UNVERSTANDEN.« (Birgit)

Die Wechseljahre machen vor deiner Bürotür nicht halt. Wenn die Menopause ein Tabu in unserer Gesellschaft ist, ist sie es erst recht am Arbeitsplatz. Ein Gespräch mit Kolleg:innen oder Vorgesetzten über die Wechseljahre scheint undenkbar. Dagegen ist die Strategie vieler Frauen, zu verbergen, dass es ihnen manchmal schwerfällt, sich zu konzentrieren oder sich Dinge zu merken. Kennst du das?

Wir wollen uns im Job selbstverständlich keine Blöße geben. Aber am Arbeitsplatz hat das Tabuthema Wechseljahre Konsequenzen, die vielen nicht bewusst sind. Guckt man sich Umfrageergebnisse zur Situation von berufstätigen Frauen an, wird schnell klar, dass es ein Problem ist, wenn die Wechseljahre im Job weiterhin ignoriert werden – und zwar für Arbeitgeber und Mitarbeiterinnen:

- Mindestens eine von 10 Frauen geht aufgrund der gesundheitlichen Herausforderungen früher in den Ruhestand oder denkt darüber nach – entgegen ursprünglicher Karrierepläne. Bei den Frauen über 55 Jahre ist das sogar jede fünfte Frau.
- Etwa ein Viertel würde gern Stunden reduzieren, etwa ein Fünftel die Stelle wechseln.
- Für mehr als drei Viertel sind die körperliche und geistige Erschöpfung die größte Beeinträchtigung im Arbeitskontext, dicht gefolgt von Schlafstörungen und Reizbarkeit.

- Die Beschwerden führen vor allem zu Konzentrationsschwierigkeiten, geringerer Stressresistenz, Ungeduld und weniger Selbstbewusstsein.
- Etwa die Hälfte der Frauen fühlt sich alleingelassen und entwickelt ein negatives Selbstwertgefühl.
- Ein Viertel befürchtet, im Job benachteiligt zu werden, wenn andere von ihren Beschwerden wissen.

Das sind Ergebnisse der ersten deutschlandweiten Umfrage MenoSupport der Hochschule für Wirtschaft und Recht (Berlin), die 2023 mit mehr als 2.000 Teilnehmerinnen durchgeführt wurde. Es gibt vergleichbare Daten aus England und den USA.

Auf der einen Seite stehen also Frauen, die in der Mitte ihres Lebens aufgrund ihres Geschlechts erneut mit gesundheitlichen Herausforderungen konfrontiert sind, die Auswirkungen auf ihre Arbeitssituation haben. Auf der anderen Seite gibt es Arbeitgeber, die seit Jahren mit einem Fachkräftemangel zu kämpfen haben und ein hohes Engagement zeigen müssen, um neue Mitarbeiter:innen zu gewinnen oder zu halten.

Altersdiversität ist noch ein Fremdwort

Trotzdem beißt man in den Unternehmen seit Jahrzehnten auf Granit, wenn man auf die Vorteile der Altersdiversität zu sprechen kommt. Altersdiversität ist auch im Diversity-Kontext immer noch ein Randthema – und das, obwohl wir bereits jetzt in einer überalterten Gesellschaft leben. Weil wir den demografischen Wandel nicht aufhalten können, müssen Arbeitgebende eigentlich dringend nach Lösungen suchen, um ältere Arbeitnehmer:innen möglichst lange im Job zu halten. Stattdessen zeigen Untersuchungen, dass Altersdiskriminierung doppelt so häufig ist wie eine Diskriminierung aufgrund des Geschlechts. Älter werdende Frauen sind von dieser Ausgrenzung demnach besonders betroffen.

Attraktiv für den Arbeitsmarkt

Dabei sind Frauen in der Lebensmitte erfahrene, qualifizierte Mitarbeiterinnen, die schon vieles gesehen haben und sich nicht so schnell aus der Ruhe bringen lassen. Wenn sie schon längere Zeit in einem Unternehmen tätig sind, haben sie einen sehr guten Einblick in Abläufe und Strukturen, sie kennen und prägen die Unternehmenskultur, sie sind loyal. Sie haben ein großes Netzwerk, langjährige Erfahrungen im Aufbau von Beziehungen zu Kolleg:innen und Vorgesetzten, sie können ihr geballtes Erfahrungswissen an jüngere Kolleg:innen weitergeben und diesen im Unternehmen Orientierung bieten.

Zudem sind sie in einem Alter, in dem Ausfallzeiten durch eine Schwangerschaft so gut wie ausgeschlossen sind, familiäre Pflichten im Bereich der Kinderbetreuung weniger werden und eine Ausweitung der Arbeitszeit möglich wird. Gleichzeitig suchen viele dieser Frauen eine neue berufliche Herausforderung, mit der sie andere Akzente in ihrem Leben setzen können. Und viele müssen einfach mehr arbeiten, da ihr Geld im Alter aufgrund von Erziehungszeiten oder Teilzeitarbeit nicht ausreichen wird.

Generation Z trifft Generation X

Wäre es nicht sinnvoll, sich die konkreten Bedürfnisse dieser Mitarbeiterinnen genauer anzugucken und alles dafür zu tun, damit sie das Unternehmen nicht verlassen oder beruflich kürzer treten? Dazu könnten neben flexiblen Arbeitszeitmodellen, die es älter werdenden Mitarbeiter:innen leichter machen, erwerbstätig zu bleiben, und einer konkreten Unterstützung bei gesundheitlichen Beschwerden auch attraktive Weiterbildungsangebote und Job-Sharing-Initiativen zählen. Dies würde im Übrigen genau auf die Interessen der Mitarbeiter:innen der Generation Z treffen, die oft schon im Bewerbungsgespräch eine 4-Tage-Woche fordern und sich bei der Gelegenheit erkundigen, ab wann ein Sabbatical möglich wäre. Arbeitgeber rollen der Generation Z den roten Teppich aus und übersehen die Potentiale von Frauen in der Lebensmitte.

Dabei geht es nicht um einen Wettbewerb zwischen Generation X und Generation Z, sondern um eine gute Ergänzung und Bereicherung in der Arbeitswelt. Die Schnittmenge der Erwartungen und Wünsche zwischen Jung und Alt ist in vielen Bereichen groß. Wenn Arbeitgebende die beiden Gruppen mehr zusammenbringen, können sich erfolgreiche Teams formen.

Kosten ältere Mitarbeiter:innen zu viel?

Ältere Arbeitskräfte (Frauen wie Männer) haben meist höhere Personalkosten. Sie verdienen aufgrund der langen Betriebszugehörigkeit in der Regel mehr, auch weil sie viel mehr berufliche Erfahrung mitbringen. Aber ältere Mitarbeiter:innen durch jüngere zu ersetzen, ist nur auf den ersten Blick kostensparend:

- Wenn Frauen ihren Arbeitsplatz verlassen, ist dieser meistens erst mal unbesetzt. Die Arbeit bleibt also liegen oder muss auf andere Schultern verlagert werden. Eine Neueinstellung geht ins Geld: Es müssen Anzeigen geschaltet, vielleicht ein Recruiting-Unternehmen engagiert und Bewerbungsgespräche geführt werden. Bis eine neue Kolleg:in gefunden und der Onboarding-Prozess abgeschlossen ist, geht viel Zeit verloren, währenddessen können anfallende Aufgaben nur zu einem kleinen Teil erledigt werden. Und lockt die neue Kolleg:in ein besseres Angebot, geht der Prozess von vorne los. In Zahlen heißt das: Eine Neueinstellung kostet zwischen 30 und 50 Prozent eines Jahresgehalts.
- Genügend Analysen zeigen, dass diverse Teams, also auch altersgemischte, erfolgreicher und profitabler sind als andere. Denn je mehr Perspektiven berücksichtigt werden, desto wahrscheinlicher ist es, dass ein Problem gelöst wird.

- Ebenso ist erwiesen, dass mehr Frauen in Führungspositionen mehr Gewinn erwirtschaften. Frauen sind ein Erfolgsfaktor.
- Auch die Zufriedenheit der Mitarbeiter:innen ist höher, wenn die Führungspositionen ausgeglichen mit Frauen und Männern besetzt sind.

Diese Argumente sollen dich darin bestärken, deinen Wert für deinen Arbeitgeber realistisch einzuschätzen. Wenn Unternehmen Frauen in den Wechseljahren gehen lassen, ist das ein großer Fehler: Sie schaden damit sich selbst.

Klare Zeichen für die Unterstützung von Frauen in England

In England hat man das erkannt, dort sind die Wechseljahre ein großes Thema im beruflichen Kontext. Als dort Umfragen publik wurden, die zeigten, dass etwa eine Million Frauen ihren Job aufgrund von Wechseljahresbeschwerden verlassen hatten und rund 14 Millionen Krankheitstage pro Jahr der hormonellen Umstellungsphase zuzuordnen sind, ging ein Aufschrei durch die Presse. Auch im britischen Parlament wurde über die Wechseljahre debattiert und sogar das britische Königshaus redete mit: Sophie, Herzogin von Edinburgh und Frau von Prinz Edward, sprach öffentlich über ihre Wechseljahresbeschwerden. Sie setzt sich seitdem für berufstätige Frauen ein und fordert von Arbeitgebern mehr Unterstützung. Mehr als 3.200 Unternehmen haben das »Menopause Workplace Pledge« unterzeichnet und wollen einen offenen Dialog über die Herausforderungen in den Wechseljahren fördern. Darunter sind Konzerne und mittelständische Unternehmen, große Supermarktketten, aber auch Einheiten der Polizei und der NHS, der nationale Gesundheitsdienst mit rund 1,5 Millionen Angestellten. Die Bank of Ireland bietet ihren Mitarbeiterinnen mittlerweile bezahlte Auszeiten an, wenn sie aufgrund ihrer Beschwerden nicht arbeitsfähig sind. Bis zu zehn Tage im Jahr können Frauen zu Hause bleiben.

Egal, welches Engagement man herausgreift, in England setzen die Arbeitgeber ein klares Zeichen, dass sie ihre Mitarbeiterinnen nicht verlieren möchten. Davon sind wir in Deutschland weit entfernt. Nur langsam kommt das Thema in den Personal- und Diversity-Abteilungen an, ist aber den meisten noch suspekt, und die Wechseljahre werden als ausschließlich private Angelegenheit angesehen. Viele schrecken vor spezifischen Angeboten zurück und halten sie für kontraproduktiv, weil sie befürchten, vorhandene Klischees zu bedienen, Frauen gar zu stigmatisieren. Aber der Einfluss von Schlafstörungen und Stimmungsschwankungen auf die berufliche Situation lässt sich nicht wegdiskutieren. Die Nächte, in denen Frauen wiederholt stundenlang wach sind, zehren an ihren Nerven. Müdigkeit, Konzentrationsprobleme und Brain Fog können temporär ihre Leistungsfähigkeit beeinflussen, splatterhafte Blutungen sie daran hindern, überhaupt zur Arbeit zu gehen. All diese Einschränkungen nähren Selbstzweifel an der eigenen Kompetenz; aber statt die Herausforderungen anzusprechen, sind Frauen erschöpft, sie empfinden Scham, wenn sie um eine Anpassung ihrer Arbeitsbedingungen bitten, und ziehen sich zurück. Vorgesetzte und Kolleg:innen wissen selten, was hinter diesem Rückzug steckt, sie kennen sich mit den Auswirkungen der hormonellen Veränderungen nicht aus.

Würde es eine offene Gesprächskultur über die Wechseljahre geben, müssten Frauen sich nicht schämen oder Personalabteilungen befürchten, Kolleginnen mit Aufklärungsangeboten zu stigmatisieren. Das ist das eigentliche Problem, das mit einer Fortsetzung des Schweigens aber nicht gelöst werden kann.

Was können Arbeitgeber und Kolleg:innen tun?

An erster Stelle stehen die Enttabuisierung und Aufklärung am Arbeitsplatz: Wir brauchen einen offenen Umgang mit dem Thema Wechseljahre, denn es betrifft nicht nur die Frauen in der Lebensmitte, sondern alle, die mit ihnen arbeiten. Flexible Arbeitszeiten helfen Frauen mit Schlafstörungen, ein funktionierendes Ausfallmanagement schont Nerven von Betroffenen und Kolleg:innen. In einem Ruheraum können Frauen zwischendurch Kraft tanken, ein Ventilator oder ein Platz am Fenster macht Hitzewallungen erträglicher. Ein aufgeräumter Schreibtisch unterstützt die Konzentration, mit Protokollen lassen sich Arbeitsaufgaben besser nachvollziehen.

Das betriebliche Sportprogramm kann um Krafttraining erweitert und die Kantine mit einem pflanzenbasierten und proteinreichen Essensangebot bereichert werden. Hygieneartikel in Waschräumen helfen allen (noch) Menstruierenden und Einmalwaschlappen sorgen für körperliche Frische. In England haben Unternehmen aus dem Einzelhandel die Arbeitskleidung auf die Bedürfnisse von Frauen in den Wechseljahren angepasst. Diese werden neuerdings aus einem leichten, atmungsaktiven Material gefertigt.

Auch Führungskräfte sollten die Herausforderungen kennen, Hürden im Job identifizieren und diese zusammen mit der Mitarbeiterin aus dem Weg räumen. Kolleginnen mit Selbstzweifeln begegnen sie am besten mit Anerkennung der erbrachten Leistungen und loten gemeinsam neue Fort- und Weiterbildungsmöglichkeiten aus – denn auch ältere Mitarbeiterinnen wollen noch neue berufliche Schritte gehen.

All diese Maßnahmen zeigen Perspektiven auf, sodass Frauen sich so angenommen fühlen, wie sie sind. Für Arbeitnehmerinnen gibt es keinen Grund, sich beruflich umzuorientieren, wenn sie in dieser Lebensphase gesehen und unterstützt werden.

Wechseljahre als Chance für Arbeitgeber

Arbeitgeber haben noch gar nicht erkannt, welche Chancen sie ungenutzt lassen. Denn Frauen in den Wechseljahren finden in den ärztlichen Sprechstunden meistens nicht die Beratung, die sie benötigen. Sie werden medizinisch schlecht versorgt, weil Ärzt:innen zu den Wechseljahren kaum ausgebildet sind. Die Auswirkungen der hormonellen Veränderungen auf die Gesundheit der Frau mit allen Symptomen, Behandlungsmöglichkeiten und ihre Folgen für die Altersgesundheit spielen im Medizinstudium praktisch keine Rolle – obwohl sie jede Frau betreffen.

Erschwerend kommt hinzu, dass es bislang keine Möglichkeit gibt, die Beratungen der gesetzlich versicherten Patientinnen extra abzurechnen. Ärzt:innen erhalten nur einmal im Quartal eine Vergütung (die sogenannte Grundpauschale). Diese bewegt sich 2024 bei knapp 17 Euro – unabhängig davon, wie oft eine Patientin in die Praxis kommt und wie lange das Gespräch mit ihr dauert. Das ist – verständlicherweise – wirtschaftlich nicht besonders attraktiv. Es gibt gute Weiterbildungsangebote der Deutschen Menopause Gesellschaft, aber wenn zusätzliche Möglichkeiten für die Abrechnung mit den gesetzlichen Krankenkassen fehlen, bleibt es schwierig, die breite Masse der Gynäkolog:innen für die Wechseljahre zu begeistern. Die bräuchte man aber, damit alle Frauen eine gute Behandlung erhalten. Solange die medizinische Versorgung und Aufklärung über die Wechseljahre große Lücken aufweisen, bietet sich hier eine Chance für Unternehmen, mit eigenen Angeboten zu punkten zu können, indem sie neue Services zu bieten.

Arbeitgeber profitieren selbst von ihrem Engagement: Sie sparen Kosten, indem mit der Aufklärung und Sensibilisierung, die am Arbeitsplatz stattfindet, weniger Frauen im Job fehlen, ihre Arbeitszeit reduzieren oder gar kündigen. 2024 wurde die Umfrage MenoSupport um eine Berechnung der volkswirtschaftlichen Kosten ergänzt, die in deutschen Unternehmen durch die Wechseljahre entstehen: Sie belaufen sich auf mindestens 9,4 Milliarden Euro pro Jahr bzw. fast 40 Millionen Arbeitstage, weil sich Arbeitgeber nicht um die Bedürfnisse dieser Mitarbeiterinnen kümmern. Bei der Berechnung sind reduzierte Arbeitszeiten und ein vorzeitiger Ruhestand noch nicht enthalten. Ebenso wurden die Kosten für medizinische Behandlungen nicht berücksichtigt.

Daher ist es auch aus wirtschaftlicher Sicht höchste Zeit, sich auf die Bedürfnisse dieser riesigen Zielgruppe einzustellen. Denn 2030 wird ein Viertel der weiblichen Weltbevölkerung in den Wechseljahren sein, und schon heute sind wir die am schnellsten wachsende Gruppe unter den Erwerbstätigen. Wir sind keine Nische, sondern eine ökonomisch bedeutsame Gruppe. Und auch beim Fachkräftemangel haben wir Frauen eine besondere Relevanz, denn wir prägen systemrelevante Bereiche wie unser Gesundheitswesen, die Pflege oder Bildung. In anderen Worten: Die ganze Gesellschaft kann nicht auf unsere Leistung verzichten.

Tipp:

Wenn du dir mehr Unterstützung am Arbeitsplatz wünschst, werde für dich und deine Kolleginnen aktiv! Der Tag der Menopause (18. Oktober), der Internationale Frauentag (8. März) oder der Internationale Tag der Frauengesundheit (28. Mai) sind gute Anlässe, um über die Wechseljahre im Job zu sprechen. Personalverantwortliche freuen sich in der Regel über solche Vorschläge.

5.6 Mind the Gaps

»ICH MUSS MICH IN DEN WECHSELJAHREN NICHT NUR UM MICH, SONDERN AUCH UM MEINE MUTTER KÜMMERN.« (Silke)

Die finanziellen Nachteile, die aufgrund von beruflichen Auszeiten und Teilzeittätigkeiten entstehen, werden im Alter nicht weniger, wenn die Pflege unserer Eltern als neues To-do in der Liste unserer Verantwortlichkeiten auftaucht. Spätestens jetzt müssen wir uns mit den Konsequenzen der Ungleichheiten in der Erwerbs- und Pflegearbeit auseinandersetzen, denn sie haben großen Einfluss auf unser weiteres Leben – und ganz konkret auf unsere Altersvorsorge. Es ist wichtig, ein stärkeres Bewusstsein dafür zu entwickeln und zu wissen, wie wir jetzt noch darauf einwirken können.

Gender-Pay-Gap

Die meisten Frauen verdienen weniger als Männer. Der »Gender-Pay-Gap« steht für die Lohnlücke zwischen beiden Geschlechtern, die für die gleiche Arbeit unterschiedlich viel Geld erhalten. Der unbereinigte Gender-Pay-Gap liegt seit mehreren Jahren bei 18 Prozent. Das heißt, dass Frauen in Deutschland pro Stunde durchschnittlich 18 Prozent weniger Gehalt bekommen als Männer. Wenn man Frauen und Männer mit ähnlichen Qualifikationen, Tätigkeiten und Ausbildungen vergleicht (bereinigter Gender-Pay-Gap) gab es 2023 noch einen Unterschied von sechs Prozent.[43] Im europäischen Vergleich ist der Gender-Pay-Gap in Deutschland besonders groß.

43 https://www.destatis.de/DE/Presse/Pressemitteilungen/2024/01/PD24_027_621.html

Die Gehaltsunterschiede werden zum Großteil damit begründet, dass Frauen häufiger in Branchen arbeiten, in denen generell schlechter gezahlt wird (Pflege, Erziehung), oder als geringfügig Beschäftigte einen niedrigeren Stundenlohn haben als Vollzeitkräfte. Frauen arbeiten mehr als viermal so häufig in Teilzeit wie Männer und haben von vornherein schlechtere Karten, einen Platz in der Führungsriege und damit ein besseres Gehalt zu bekommen. Denn Führen in Teilzeit ist immer noch eine Ausnahme. Nur 13 Prozent der Beschäftigten mit Personalverantwortung arbeiteten 2023 in Teilzeit. 73 Prozent von ihnen waren Frauen. Die klassischen Spitzenverdiener sind immer noch männlich, und mit dem Alter werden die Führungsreihen zunehmend undurchlässiger für Frauen.

Frauen stecken auch in der Teilzeitfalle, weil die Steuerpolitik mit dem Ehegattensplitting nach wie vor auf das Modell der traditionellen Familie mit einem Hauptverdiener setzt. Damit fehlt der Anreiz, Erwerbs- und Pflegearbeit gerechter zwischen den Geschlechtern zu verteilen.[44] Dazu gehört auch, dass die typischen »Frauenberufe« in Erziehung, Bildung, Pflege und im sozialen Bereich besser entlohnt werden sowie eine höhere gesellschaftliche Wertschätzung erfahren sollten – um so auch für Männer attraktiver zu werden. Vielleicht müssten Frauen ihren Forderungen nach mehr Geld und Anerkennung auch öffentlich mehr Nachdruck verleihen, tatsächlich ist die Streikquote in schlecht bezahlten Bereichen wie in der Pflege vergleichsweise gering. Wir sind zu leise und fordern zu wenig. Das betrifft auch Ausgleichszahlungen von Vollzeit berufstätigen Männern, denen wir jahrelang den Rücken frei gehalten haben. Das hatte schon die Schriftstellerin und Feministin Simone de Beauvoir vor vielen Jahrzehnten erkannt: »Frauen, die nichts fordern, werden beim Wort genommen – sie bekommen nichts.«

44 Die Reform der Steuerklassen mit der Abschaffung der ungleichen Besteuerung in den Steuerklassen 3 und 5 ist aktuell für 2030 geplant.

Ein Ergebnis der finanziellen Ungleichheiten ist, dass jede fünfte Frau von Altersarmut betroffen ist! Da unsere Gehälter niedriger sind, haben wir generell weniger Möglichkeiten, uns um eine solide Altersvorsorge zu kümmern – dabei müssen wir uns aufgrund unserer höheren Lebenserwartung durchschnittlich fünf Jahre länger versorgen. Erschwerend kommt hinzu, dass der Großteil der Alleinerziehenden weiblich ist – 2023 waren das knapp 85 Prozent – und diese ein besonders hohes Risiko haben, später in Armut zu leben. Aber auch für Frauen in einer Partnerschaft gilt, dass sie sich nicht – wie vielleicht noch ihre Mütter – auf eine Versorgung durch den Partner verlassen können, sondern realistisch anerkennen sollten, dass viele Beziehungen nicht mehr bis zum Tod dauern. 2023 wurde etwa jede dritte Ehe geschieden.

Gender-Care-Gap

Der Gender-Pay-Gap geht Hand in Hand mit dem Gender-Care-Gap, der den unterschiedlichen Zeitaufwand, den Frauen und Männer für unbezahlte Sorgearbeit aufbringen, bezeichnet. Darunter fallen sämtliche Arbeiten im Haushalt, aber auch die Kinderbetreuung, die Pflege der Eltern und anderer Personen sowie ehrenamtliches Engagement. All diesen Tätigkeiten ist gemein, dass es dafür kein Geld gibt. Laut Bundesministerium für Familie, Senioren, Frauen und Jugend haben Frauen 2022 durchschnittlich täglich 44,3 Prozent mehr Zeit für unbezahlte Sorgearbeit als Männer geleistet. Das sind umgerechnet 79 Minuten Unterschied pro Tag bzw. rund 9 Stunden pro Woche. Diese Zeit fehlt bei der Erwerbsarbeit und verschlechtert die berufliche Situation: Wir Frauen erhalten weniger Gehalt, unsere beruflichen Chancen sinken und das kann für böse Überraschungen bei der Altersvorsorge sorgen.

Frauen leisten aus verschiedenen Gründen mehr Sorgearbeit. Wenn sie weniger verdienen, ist es für Familien in der Regel steuerlich günstiger, auf einen Teil des Gehalts der Frau zu verzichten – sonst ist am Ende noch weniger Geld in der Haushaltskasse. Auch traditionelle Rollenzuschreibungen haben Einfluss. Denn meist übernimmt die Person die Pflege von Angehörigen, die auch schon in der Familie mehr Sorgearbeit geleistet hat. Weil zu wenig in die Personalausstattung und Qualität von Pflegeeinrichtungen investiert wird und/oder diese zu teuer sind, kommt für viele ohnehin nur die Pflege zu Hause infrage. Das wünschen sich auch 95 Prozent unserer Eltern. Wenn wir doch eine externe Pflege in Betracht ziehen, plagt uns schnell das schlechte Gewissen. Immerhin sind wir bei unseren Eltern aufgewachsen, sie waren für uns da und haben uns auch finanziell unterstützt. Es gibt einen ungeschriebenen Generationenvertrag, der vor allem Töchter in die Pflicht nimmt.

Aktuell werden vier von fünf Pflegebedürftigen zu Hause versorgt, diese private Pflege kann schnell zu Überforderung führen. In erster Linie leisten Frauen die unbezahlte Pflegearbeit für Eltern oder Schwiegereltern und kümmern sich häufiger und mit höherem Zeitaufwand um erkrankte Angehörige. Wenn Männer pflegen, betrifft das meist ihre Partnerin. Mit der Pflege ist eine hohe körperliche und psychische Belastung verbunden – und Pflege isoliert, das hast du schon in Kapitel 4 zum Demenzrisiko gelesen. Es fehlt an Netzwerken, an Austausch, an tatkräftiger Unterstützung durch andere. Pflegende haben außerdem ein hohes Risko, an einer Depression zu erkranken.

In der Lebensmitte sollte es aber endlich mehr um dich gehen. Wie passt das zusammen, wenn du in der Pflege deiner Eltern versinkst und es wieder anderen recht machst, statt an dich zu denken? Deine finanzielle Situation ist ohnehin schon schlechter als die von Männern, und durch den zeitlichen Aufwand für die Pflege kannst du dich weniger auf deinen Job fokussieren und deine Chancen auf eine gut bezahlte Erwerbstätigkeit sinken.

Deshalb solltest du die Umstände einer Pflege sehr gründlich prüfen und bevor du zustimmst, genau wissen, was auf dich zukommt und was das für dein Leben, deine Gesundheit und deine finanzielle Lage bedeutet. Weil eine Pflege sehr lange dauern kann (durchschnittlich sechs Jahre), brauchst du von Anfang an Unterstützung und ein gutes Netzwerk. Nur so kannst du dich absichern, dass du nicht alleinverantwortlich bist. Vor allem solltest du mit deinen Eltern frühzeitig besprechen, wie ihre Pflege aussehen soll, wie du sie begleiten kannst – und was du nicht leisten kannst. Wer aus ihrem eigenen Netzwerk kann Aufgaben übernehmen, welche Freund:innen, Nachbarn oder weitere Verwandte gibt es, die helfen können? Welche externe Unterstützung durch einen Betreuungs- oder Pflegedienst ist vor Ort, wie werden diese Kosten aufgeteilt? Ein afrikanisches Sprichwort sagt, es braucht ein ganzes Dorf, um Kinder großzuziehen, aber das gilt genauso für pflegebedürftige Menschen. Mach deinen Eltern klar, dass du gern an ihrer Seite sein würdest, aber diese Aufgabe auf keinen Fall allein leisten kannst. Das geht vor allem nicht, wenn du räumlich von deinen Eltern getrennt bist.

Hier liegt auch eine Chance für Arbeitgeber: Denn nach der Vereinbarung von Beruf und Familie wartet mit der Vereinbarkeit von Beruf und Pflege schon die nächste Herausforderung auf ihre Mitarbeiter:innen. Mit der Generation der Babyboomer steht uns in den nächsten 20 Jahren eine Verdopplung der Anzahl der Pflegebedürftigen bevor. Bereits jetzt sind etwa 60 Prozent der Pflegenden im erwerbsfähigen Alter. Unternehmen suchen händeringend nach Fachkräften, gleichzeitig reduzieren gut ausgebildete Frauen ihre Arbeitszeit, um Angehörige zu pflegen. Hier einzuschreiten und Angebote wie flexible Arbeitszeitmodelle, Homeoffice, Möglichkeiten der Freistellung von der Arbeit sowie spezifische Aufklärungsangebote über die Pflege zu schaffen, kann Frauen von diesem Schritt abhalten. Wie beim

Thema Wechseljahre können Arbeitgeber zeigen, dass sie die Bedürfnisse von Frauen in dieser Zeit sehen – und profitieren sogar davon: Wenn sie über die verschiedenen Lebens- und Erwerbsphasen hinweg für die Motivation und Produktivität ihrer Mitarbeiter:innen Verantwortung übernehmen, sind sie wirtschaftlich erfolgreicher als Wettbewerber, die sich nicht um diese Themen kümmern.

Gender-Pension-Gap

Weißt du, wie viel Geld dir im Alter zur Verfügung steht? Kennst du die Höhe deiner Rente? Diese Information erhältst du einmal im Jahr von der Deutschen Rentenversicherung. Die Übersicht enthält den Betrag, den du dir aktuell erarbeitet hast und eine Hochrechnung zur Rente mit 67 Jahren – vorausgesetzt, deine Beitragszahlungen verändern sich nicht. Die Höhe deiner gesetzlichen Rente ergibt sich dabei aus der Dauer deiner Beschäftigung und deines Gehalts.

Auch bei regelmäßigen Beitragszahlungen wirst du weniger als die Hälfte deines aktuellen Einkommens als staatliche Rente erhalten. Da wir Frauen ohnehin weniger verdienen, mehr berufliche Auszeiten haben und häufig in Teilzeit arbeiten, zahlen wir generell weniger Beiträge in die Rentenversicherung ein. Rentnerinnen haben knapp 30 Prozent weniger Geld als Männer auf ihrem Konto. In Deutschland lagen die durchschnittlichen Alterseinkünfte 2023 für Frauen bei 18.663 Euro brutto im Jahr, bei Männern waren es 25.599 Euro. Wenn keine Hinterbliebenenrente oder -pension gezahlt wurde, ist die Differenz noch größer. Diese Rentenlücke wird als Gender-Pension-Gap bezeichnet. Viele wissen nicht, dass sie ihre Rente – abzüglich des Rentenfreibetrages – versteuern und auch noch etwa 10 Prozent für die Kranken- und Pflegeversicherung abziehen müssen.[45]

45 2024 musste 83 Prozent der Rente versteuert werden. Ab 2058 ist die Rente zu 100 Prozent steuerpflichtig.

Die Situation verschärft sich, wenn Frauen kein eigenes Einkommen erwirtschaften, sondern abhängig von ihrem Partner sind, was auf jede fünfte Frau zutrifft. Ohne Ehevertrag stehen sie im Fall einer Trennung schlecht da. Und mit dem neuen Unterhaltsrecht haben Frauen in der Regel auch nicht länger Anspruch auf jahrelange Unterhaltszahlungen. Unverheirateten steht bei einer Trennung im Übrigen gar nichts zu. Sie müssen für sich selbst sorgen.

Wenn du die Höhe deiner monatlichen Rente überschlägst, kommst du vermutlich schnell zu dem Ergebnis, dass das Geld nicht reichen wird. Nur mit der gesetzlichen Rente kann der gewohnte Lebensstandard im Alter in der Regel nicht gehalten werden. Die Inflation schlägt zusätzlich zu Buche, unser Geld auf dem Konto wird einfach weniger, ohne dass wir es ausgeben. Um ein Gefühl dafür zu bekommen, wie viel Geld du im Alter brauchst, kannst du deine Rentenlücke berechnen. Als Faustregel gilt, dass du monatlich etwa 80 Prozent deines letzten Nettoeinkommens benötigst. Diese Summe kannst du mit dem Betrag aus deiner gesetzlichen Rente sowie weiterer Erträge, die du vielleicht aus anderen Quellen erhältst (Versicherungszahlungen, Betriebsrente etc.), vergleichen. Die Lücke ist das, was dir jeden Monat fehlt. Du kannst auch ausrechnen, wie viel Geld du bis zum Ende deines Lebens brauchst. Gehe dabei am besten großzügig von einem Lebensalter von 95 Jahren aus, denn wir werden immer älter. Das heißt, du musst dich nach dem Renteneintritt noch etwa 28 Jahre finanzieren. Die Summe, die dann auf dem Papier steht, ist oft ein Schock. Vielen Frauen ist nicht bewusst, wie wenig Geld sie im Alter tatsächlich haben werden, besonders wenn sie für die Familienarbeit zuständig waren und nicht in die eigene Rentenversicherung eingezahlt oder andere finanzielle Vorsorgemaßnahmen getroffen haben. Aber es ist besser zu wissen, wie viel unser Leben im Alter kostet, statt blindlings in die Altersarmut zu laufen.

Auf an die Börse!

In den Wechseljahren wird es höchste Zeit, sich Gedanken um die Qualität des Lebens in der Rente zu machen und die eigenen Vorstellungen mit den finanziellen Möglichkeiten abzugleichen. Es ist eine Auseinandersetzung mit Glaubenssätzen zum Thema Geld und erfordert bei getrennten Konten ein Gespräch mit deinem Partner darüber, wie ihr deine jahrelang geleistete Care-Arbeit verrechnen könnt, damit du im Alter nicht schlechter dastehst als er.

Auch wenn du bisher gezögert hast, für die Börse bist du nie zu alt! Informiere dich über Anlagen, die zu dir passen könnten, und vertraue dem Zinseszins. Selbst wenn du nur eine kleine Summe investieren kannst, wirst du stolz zusehen, wie dein Geld wächst. Lass dein Erspartes nicht länger auf dem Girokonto liegen, sondern für dich arbeiten. Richte auch ein Tagesgeldkonto ein, damit du immer Zugriff auf einen Notgroschen hast, zum Beispiel für Reparaturen oder eine Weiterbildung, mit der du ein höheres Gehalt verlangen und so deine Rente aufstocken kannst. Natürlich wäre es besser gewesen, früher mit Sparplänen, Aktien, Investmentsfonds oder ETFs zu starten, aber wir können die Uhr nicht zurückdrehen, und auch in der Mitte des Lebens lohnen sich finanzielle Anlagen. Je eher du startest, desto mehr wirst du finanziell profitieren. Sieh Aktien oder Fonds als ein Investment in dich und deine Unabhängigkeit.

Tipp:

Es gibt viele gute Bücher über »Frauen, Finanzen und Altersvorsorge«, die Lust aufs Investieren machen und dich empowern, deine Finanzen zu priorisieren. In Online-Kursen kannst du dich bei deinen Investments professionell begleiten lassen. Oder du lässt dich von deiner Bank vor Ort beraten. Leg dein Geld in den Anlageformen an, die zu dir und deiner Situation passen – Hauptsache, du fängst jetzt damit an!

DEIN UPGRADE

»ICH BIN ANGEKOMMEN!« (Natalie)

Die Wechseljahre sind eine Herausforderung. Sie sind aber kein Defizit – auch wenn Medien und Gesellschaft uns das gern weismachen wollen. Vielleicht liegt das daran, dass andere den Eigensinn, die Stärke und das Selbstbewusstsein, das Frauen in den Wechseljahren entwickeln, nicht mögen oder sie diese Eigenschaften verunsichern. Dass wir uns nicht länger sagen lassen, was wir zu tun haben, uns nicht mehr anpassen. Denn viele Frauen haben jetzt weniger Lust auf Harmonie und mehr auf Krawall.

Statt uns in erster Linie um andere zu kümmern, liegt eine wichtigere Aufgabe vor uns: Wir müssen einen neuen Weg beschreiten, der anders ist als der unserer Mütter und Großmütter. Wir sind die Generation, die Prioritäten und Wünsche neu bewertet, die nicht länger abwartet, ob Träume sich erfüllen, sondern aktiv das Zepter in die Hand nimmt, um die vielen Jahre, die noch vor uns liegen, selbstbestimmter zu erleben.

Mit viel Wissen im Gepäck können wir neue Bilder von älter werdenden Frauen schaffen, die zeigen, wie wir wirklich sind – sei es mutig, kraftvoll, neugierig, offen, selbstbewusst oder entschlossen. Die Wechseljahre werden zu der Zeit, in der wir den

Scheinwerfer auf uns richten, aus dem Östrogen-Nebel heraustreten und bereit sind für unseren Neuanfang.

Du hast in diesem Buch gelesen, wie du die meisten Hürden in den Wechseljahren nehmen und die Türen in eine gesunde Zukunft aufstoßen kannst. Wichtig zu wissen: Du bist auf diesem Weg nicht alleine unterwegs. Mehr als neun Millionen Frauen sind an deiner Seite, und schon bald machen wir ein Viertel der Weltbevölkerung aus. Und diese Frauen stehen mehr zueinander statt sich im Weg. Ist dir auch schon aufgefallen, dass an die Stelle von Konkurrenz und Wettkampf mehr Verbundenheit und Solidarität getreten sind? Wir alle haben etwa die Hälfte unseres Lebens hinter uns, bestimmte Entscheidungen für oder gegen Partner:innen und Familie getroffen, und wir wetteifern nicht mehr um den besser bezahlten Job. Wir sind zusammen älter geworden. In einigen Dingen sind wir über uns hinausgewachsen, in anderen vielleicht gescheitert. Aber wir alle teilen solche Lebenserfahrungen und diese bringen uns mehr zusammen. Sie stärken das Gefühl von Gemeinschaft. Diese Solidarität macht Mut und lässt uns auf eine gerechtere und gleichberechtige Gesellschaft hoffen. Das Schöne daran: Wir sind mittendrin und Verbündete sind schnell gefunden, um diese Zukunft zusammen zu gestalten.

Das Marketing ist weiter als wir

Mittlerweile werden wir auch von der Wirtschaft als attraktive Zielgruppe wahrgenommen. In den letzten Jahren ist ein neuer Markt für Produkte rund um die Menopause entstanden. Es gibt nicht nur Medikamente und unzählige Nahrungsergänzungsmittel, sondern auch Cremes und Kosmetikprodukte, die für und mit Frauen in den Wechseljahren werben. Wir sollen uns auf Kissen mit Menopause-Label betten oder in atmungsaktiver Nachtwäsche einen erholsameren Schlaf finden. Wir können Wellness-Reisen (»Menopause-Retreats«) buchen, und Länder wie Norwegen laden in Werbespots gezielt Frauen in den Wechseljahren ein, die skandinavische Kultur und Natur zu entdecken. Wir sind vom Anti-Aging ins Pro-Aging gerutscht, es geht nicht mehr nur um Jugendlichkeit, sondern auch um Erfahrung und Weisheit. Models tragen mit Stolz graue Haare, ihre Fältchen werden nicht mehr geglättet und sie sind selbstbewusst auf den Laufstegen der Welt unterwegs. Die Erkenntnis, dass wir eine große Zielgruppe sind und dazu finanzkräftiger als in den Jahren zuvor, kommt zwar spät, aber diese Produkte für die Wechseljahre führen dazu, dass sich große Marketingabteilungen mit uns auseinandersetzen müssen. Es wird an ganz anderen Orten als im Privaten über die Wechseljahre gesprochen. Es gibt Werbebudgets für Hitzewallungen und Stimmungsschwankungen. All das kratzt am Tabu Wechseljahre. Denn, wenn wir auf immer mehr Produkten das Wort »Menopause« lesen, wird es normaler und leichter, offen über die Wechseljahre zu sprechen. Die Kritik des »Meno-Washings« können wir dabei sanft an uns abperlen lassen. Ich glaube, wir sind alt genug, um uns kritisch mit solchen Produkten auseinanderzusetzen – und sind lieber eine interessante Werbezielgruppe als unsichtbar und irrelevant.

In den USA und in England sind die Wechseljahre längst in der VIP-Liga angekommen. Dort sprechen Schauspielerinnen wie Cameron Diaz, Drew Barrymore, Jodie Foster und Emma Thompson in Talkshows über ihre Hitzewallungen, andere gründen ihr eigenes Business (Naomi Watts, Halle Berry) und Medienmanagerinnen und Politikerinnen (Oprah Winfrey und Michelle Obama) machen mit ihrer Aufklärung die Wechseljahre in der Öffentlichkeit sichtbar. Bei uns geht es noch verhaltener zu. Prominente Frauen in den Wechseljahren fürchten nach wie vor, ins gesellschaftliche Abseits gestellt zu werden. Dass dem nicht so ist, zeigt das Outing der RTL-Moderatorin Katja Burkard, die seit mittlerweile 30 Jahren erfolgreich die Sendung *Punkt 12* moderiert. Sie sagt über sich, dass sie sich seit der Menopause viel selbstbewusster fühlt – und sich das positiv auf ihre Karriere ausgewirkt hat.

Wie wir älter und zufriedener werden

Hast du schon mal vom »Paradox des Alterns« gehört? Es besagt, dass ältere Menschen glücklicher und zufriedener sind als jüngere. Der Neurowissenschaftler Daniel Levitin schreibt, dass bei Männern und Frauen ab etwa 30 Jahren die Zufriedenheit abnimmt und dann erst wieder mit 54 Jahren ansteigt. Auch andere Umfragen zeigen, dass Frauen nach der Menopause glücklicher sind als in den Jahren zuvor. Das sollte uns Mut machen und uns entspannter älter werden lassen. Es ist absurd, dass wir uns mit Händen und Füßen dagegen wehren, alt zu sein oder dass man uns unser tatsächliches Alter ansieht. Denn Alter ist ein großes Geschenk. Das wissen alle, die einen Menschen früh verloren und verinnerlicht haben, wie wertvoll unser Leben ist.

Wir können einiges dafür tun, um gesund alt zu werden, darüber hast du in diesem Buch viel gelesen. Aber es geht beim Streben nach Gesundheit auch darum, in der Gegenwart zu leben, das zu priorisieren, was dir jetzt wichtig ist, was dir guttut – und dein persönliches Glück zu finden. Welche Zutaten es für ein glückliches Leben braucht, haben Forscher:innen der Harvard Universität herausgefunden, die knapp 1.000 Menschen ihr Leben lang begleitet haben. Dazu zählen:

- Streben nach Bildung
- Eine glückliche Kindheit
- Funktionierende Beziehungen
- Großzügigkeit
- Resilienz bei Rückschlägen
- Verzicht auf Alkohol und Nikotin

Unter diesen Pfeilern für ein glückliches Leben heben sie vor allem die Bedeutung von guten Beziehungen hervor. Sie waren überrascht, welch großen Einfluss diese nicht nur auf das Glück, sondern auch auf ein gesundes Älterwerden haben. Beziehungen oder Freundschaften werden oft unterschätzt, dabei verlängern sie unser Leben, stärken unser Immunsystem und spielen eine wichtige Rolle für unsere mentale Gesundheit.

Die Informationen und Tipps in diesem Buch sollen dir einen Rahmen und eine Orientierung bieten, damit du die richtigen Weichen für deine Gesundheit stellen kannst. Pick dir diejenigen raus, die für dich persönlich relevant ist. Bleib dabei entspannt und nimm nicht alles gleich wichtig. Du bist in den Wechseljahren, du bist eine reife, erfahrene Frau und wirst die richtigen Entscheidungen treffen. Jetzt ist die beste Zeit, um dein Leben nach deinen Vorstellungen zu gestalten. Daher: Lass uns die Wechseljahre feiern, denn sie läuten dieses Upgrade ein!

DANKE!

Ursprünglich sollte dieses Buch gar kein Buch werden. Ich wollte mit einem Kartenset Frauen unterhaltsam über die Wechseljahre aufklären. Einige Texte waren bereits geschrieben und meine Freundin Anette hatte Illustrationen beigesteuert. Aber dann rief Julia Ubbelohde vom Verlag Herder an und fragte mich, ob ich Lust hätte, ein Buch über die Wechseljahre zu schreiben – und ich sagte sofort Ja.

Julia, ich habe viel von dir gelernt und danke dir für deinen präzisen Blick auf mein Manuskript. Außerdem freue ich mich sehr, dass wir auch die Idee des Kartensets zusammen umsetzen: Die *Lifehacks für die Wechseljahre* kommen zeitgleich zu diesem Buch in den Handel.

Mein Buch wäre nicht möglich gewesen, ohne die Unterstützung großartiger Frauen, die sich wie ich für eine bessere Aufklärung über die Wechseljahre engagieren – und die mich mit ihrem Wissen inspiriert und unterstützt haben. Mein herzlichster Dank geht an Dr. Sonka Heimburg, Dr. Judith Bildau, Dr. Helena Orfanos-Boeckel, Dr. Catharina Hamm, Dr. Susanne Esche-Belke, Dr. Elke Franzki, Antje Behrendt, Martina Davidson, Julia Frey und Anja Jancke-Souhr.

Ich danke vielen Freundinnen, die sich mit mir über dieses Buch gefreut haben, für ihr Feedback bei der Titelsuche, zu einzelnen Kapiteln und Themen sowie für ihre aufmunternden Worte, wenn das Schreiben schwerer fiel. Und ich bedanke mich bei vielen Frauen, von denen ich die meisten persönlich gar nicht kenne, die mir aber ihre Herausforderungen geschrieben und die Zitate geliefert haben, die am Anfang der Kapitel stehen. Ihr zeigt, wie vielfältig die Symptome sind und dass wir unbedingt mehr Aufklärung und Unterstützung für die Wechseljahre brauchen!

Dann danke ich noch einem Mann, nämlich meinem: Uli, du bist mittlerweile Experte für die Wechseljahre, vor allem aber mein bester und liebster Rat- und Ideengeber. Meine Kinder, Paula, Moritz und Greta, wissen mehr als andere Gleichaltrige über die Wechseljahre – danke, dass ihr mein Buchprojekt neugierig verfolgt habt.

Zusammen mit anderen Frauen engagiere ich mich in der Kampagne #wirsind9millionen für die Enttabuisierung der Wechseljahre, bessere Bedingungen am Arbeitsplatz und eine stärkere Berücksichtigung der Wechseljahre in der Gesundheitspolitik. Welche Frauen außerdem dabei sind, erfährst du hier: www.wirsindneunmillionen.de – und ich empfehle dir, allen Accounts zu folgen.

Quellen- und Literaturverzeichnis

Adler, Yael: Genial vital! Wer seinen Körper kennt, bleibt länger jung. Droemer, 2023

Allmendinger, Jutta: Es geht nur gemeinsam! Wie wir endlich Geschlechtergerechtigkeit erreichen. Ullstein, 2021

Baik, Seo H.; Baye, Fitsum; McDonald, Clement J.: Use of menopausal hormone therapy beyond age 65 years and its effects on women's health outcomes by types, routes, and doses. Menopause 31 (5), p 363-371, 2024

Bildau, Judith: Raus aus dem Hormonkarussell: Soforthilfe bei PMS, Regelschmerzen, psychischen Tiefs, Schlafstörungen und Gewichtszunahme. GU, 2024

Brizendine, Louann: Gehirn-Power Wechseljahre: Wie sich das weibliche Gehirn jetzt verändert und Sie diese neue Kraft und Klarheit nutzen können. Mosaik, 2023

Burkhard, Katja: Wechseljahre? Keine Panik! Meine 10 Geheimnisse, wie Sie auch bei Hitzewallungen cool bleiben. Blanvalet Verlag, 2019

Burmester, Silke: Mutterblues. Mein Kind wird erwachsen und was werde ich? Kiepenheuer&Witsch, 2016

Büttner, Melanie: Ist das normal? Sprechen wir über Sex, wie du ihn willst. Beltz, 2020

Clear, James: Die 1%-Methode – Minimale Veränderung, maximale Wirkung: Mit kleinen Gewohnheiten jedes Ziel erreichen – Mit Micro Habits zum Erfolg. Goldmann, 2020

Criado-Perez, Caroline: Unsichtbare Frauen: Wie eine von Daten beherrschte Welt die Hälfte der Bevölkerung ignoriert. btb, 2020

Eifert Sandra, Kirschner-Brouns, Suzann: Herzsprechstunde: Warum das weibliche Herz anders ist und wie es gesund bleibt – Hormone, seelische Einflüsse, Risikofaktoren: So schützen Sie Ihr Herz. C. Bertelsmann, 2023

Esche-Belke, Susanne, Kirschner-Brouns, Suzann: Midlife Care: Wie wir die Lebensmitte meistern und die Kraft unserer Hormone nutzen. Lübbe, 2020

Falco, Lisa: Go Figure! The astonishing science of the female body. Clink Street Publishing, 2021

GEO Wissen 80/2023 – Das neue Bild der Wechseljahre. RTL Deutschland, 2023

Gottfried, Sara: Die Hormon-Diät: Den Stoffwechsel regulieren und erfolgreich abnehmen durch Neustart des Hormonsystems. VAK Verlag, 2020

Harbeck, Nadia: Brustkrebs: Alles, was jetzt wichtig ist: Diagnose, Behandlung und Begleitung für Betroffene und Angehörige. Mosaik, 2022
Helfrich, Diana: Wechseljahre – Ich dachte, ich krieg‘ das nicht! Wie unterschiedlich Frauen die Zeit der Hormonumstellung erleben und was wirklich hilft. Mosaik, 2021
Hirsch, Annabelle: Die Dinge. Eine Geschichte der Frauen in 100 Objekten. Kein&Aber, 2022
Iwan, Alexa und Froböse, Ingo: Neustart Wechseljahre. Wie Sie jetzt zur Form Ihres Lebens finden. Südwest, 2024
Kleinesper, Katrin, Linzer, Ursula: Nährstofftherapie & optimierte Ernährung für die Wechseljahre: Gezielt Beschwerden lindern, Mangel vorbeugen, gesund und jung bleiben. Trias, 2023
Leiner, Peter: Mit pflanzlichen Proteinen gegen vorzeitige Menopause? gynäkologie + geburtshilfe 23, 7 (2018)
Levitin, Daniel J.: Successful Aging: A Neuroscientist Explores the Power and Potential of Our Lives. Dutton 2020
Liesner, Franziska: Der kleine Beckenboden-Coach: Die besten Übungen für eine stabile Mitte. Trias, 2022
Liz de, Sheila: Woman on Fire: Alles über die fabelhaften Wechseljahre. Rowohlt, 2020
Löfqvist, Hilde: Hormontherapie in den Wechseljahren: Alles zu Fakten und Mythen. Springer, 2021
Manson JE, Crandall CJ, Rossouw JE, et al.: The Women’s Health Initiative Randomized Trials and Clinical Practice: A Review. *JAMA*. 2024;331(20):1748–1760
Mosconi, Lisa: Das weibliche Gehirn: Länger leben, besser schlafen, Demenz vorbeugen – wie Frauen gesund bleiben. Rowohlt, 2020
Nagoski, Emily: Komm, wie du willst. Das neue Frauen-Sex-Buch. Knaur, 2022
Newson, Louise: Preparing for the Perimenopause and Menopause. Penguin Life, 2021
Orfanos-Boeckel, Helena: Nährstoff-Therapie – Der Praxisleitfaden: Orthomolekulare Medizin richtig dosieren und anwenden. Vorbeugen und heilen mit Vitaminen, Mineralstoffen & Co. Trias, 2023
Orfanos-Boeckel, Helena: Nährstoff-Therapie: Orthomolekulare Medizin & Bioidentische Hormone: Mangel ausgleichen, Beschwerden lindern, Alterungsprozesse aufhalten. Trias, 2022
Reinhard, Rebekka: Schön!: Schön sein, schön scheinen, schön

leben – eine philosophische Gebrauchsanweisung. Ludwig, 2013

Robert Koch Institut: Gesundheitliche Lage der Frauen in Deutschland: Kapitel 10. Frauengesundheit im europäischen Vergleich, veröffentlicht am 9.12.2020

Schaudig, Katrin, Schwenkhagen Anneliese: Kompass Wechseljahre: Von Hitzewallungen bis Gewichtszunahme: Hormontherapie – ja oder nein? Trias, 2014

Schmiedel, Volker: Nährstofftherapie: Orthomolekulare Medizin in Prävention, Diagnostik und Therapie. Thieme, 2022

Seethaler, Benjamin, Bischoff, Stephan C., Snowdo, Bettina: Mediterrane Ernährung. Aktiver Schutz vor Herzinfarkt, Arteriosklerose, Krebs und Diabetes. Trias, 2023

Smollich, Martin: Das große Praxisbuch Ernährungsmedizin: Fundierte Ernährungsberatung, die besten Therapien, genussvolle Rezepte. GU, 2022

Stein, Miriam: Die gereizte Frau. Was unsere Gesellschaft mit meinen Wechseljahren zu tun hat. Goldmann, 2022

Waldinger, Robert, Schulz, Marc: The Good Life: Lessons from the World's Longest Study on Happiness. Rider, 2023

The American Journal of Clinical Nutrition, Vol. 119, Issue 2, February 2024, Pages 271-282

The 2022 Hormone Therapy Position Statement of The North American Menopause Society, Menopause 2022, 29 (7) :767-794

Zeun, Susan: Phytotherapie in der Frauenheilkunde. Thieme, 2021

Podcasts

- **50 über 50** mit Stephanie Hielscher
- **Frauenstimmen** mit Ildikó von Kürthy
- **Gyncast.** Der Gynäkologie-Podcast
- **Hallo Wechseljahre.** Kraftvoll und ausgeglichen durch die Wechseljahre.
- **Hormongesteuert.** Der Wechseljahre-Podcast mit Dr. Katrin Schaudig
- **Meno an mich.** Frauen mitten im Leben.
- **Menomio** – Der Podcast für glückliche Wechseljahre
- **The Sex Gap** – Der Podcast zu geschlechtergerechter Medizin
- **Wiser than me** mit Julia Louis-Dreyfus

Online-Quellen

Bundesministerium für Familie, Senioren, Frauen und Jugend: Gender Care Cap – ein Indikator für die Gleichstellung: https://www.bmfsfj.de/bmfsfj/themen/gleichstellung/gender-care-gap/indikator-fuer-die-gleichstellung/gender-care-gap-ein-indikator-fuer-die-gleichstellung-137294 (abgerufen am 24.7.2024)

Der niedergelassene Arzt: Hormonelle Osteoporose-Prävention bei postmenopausalen Frauen: Vielfältig-nachhaltiger Nutzen. https://www.der-niedergelassene-arzt.de/medizin/kategorie/medizin/hormonelle-osteoporose-praevention-bei-postmenopausalen-frauen-vielfaeltig-nachhaltiger-nutzen (abgerufen am 24.7.2024)

Deutsche Gesellschaft für Gynäkologie und Geburtshilfe e. V.: Autoren der WHI-Studie bedauern Fehlinterpretation von Studiendaten. https://www.dggg.de/presse/pressemitteilungen-und-nachrichten/autoren-der-whi-studie-bedauern-fehlinterpretation-von-studiendaten (abgerufen am 24.7.2024)

Deutsche Gesellschaft für Gynäkologie und Geburtshilfe, S3-Leitlinie Peri- und Postmenopause – Diagnostik und Interventionen. Version 2.3, 01.01.2020. https://register.awmf.org/de/leitlinien/detail/015-062 (abgerufen am 5.7.2024)

Fox, Kate: Fiftysomething women – lifestyle and attitudes now and fifty years ago. http://www.sirc.org/publik/jubilee_women.shtml (abgerufen am 24.7.2024)

Gartlehner G, Patel SV, Feltner C, et al. Hormone Therapy for the Primary Prevention of Chronic Conditions in Postmenopausal Women: Evidence Report and Systematic Review for the US Preventive Services Task Force. JAMA. 2017;318(22):2234–2249. https://jamanetwork.com/journals/jama/fullarticle/2665781 (abgerufen am 24.7.2024)

Huber, Deborah Rahel, Ortmann, Olaf: Therapie von menopausalen Symptomen bei Patientinnen mit Krebserkrankungen. https://www.thieme-connect.com/products/ejournals/abstract/10.1055/a-1749-1727 (abgerufen am 24.7.2024)

Institut für angewandte Forschung Berlin: Projekt MenoSupport: https://www.ifaf-berlin.de/projekte/menosupport/ (abgerufen am 5.7.2024)

Jette AM, Branch LG: The Framingham Disability Study: II. Physical disability among the aging. Am J Public Health. 1981 Nov;71(11):1211-6.

https://www.ncbi.nlm.nih.gov/pmc/articles/PMC1619934/ (abgerufen am 24.7.2024)

Klein, Thomas: Der Einfluss des Auszugs von Kindern aus dem Elternhaus auf die

Beziehungsstabilität der Eltern. https://www.degruyter.com/document/doi/10.1515/zfsoz-2010-0204/html (abgerufen am 24.7.2024)

Kowal, Marta, et al.: Predictors of enhancing human physical attractiveness: Data from 93 countries

https://www.sciencedirect.com/science/article/pii/S1090513822000472?via%3Dihub (abgerufen am 24.7.2024)

Onaran, Tijen: Age Diversity – Generationenvielfalt wird unterschätzt. https://www.randstad.de/hr-portal/unternehmensfuehrung/age-diversity-generationenvielfalt-wird-unterschaetzt/ (abgerufen am 14.7.2024)

Samargandy, Saad, et al.: Abdominal visceral adipose tissue over the menopause transition and carotid atherosclerosis: the SWAN heart study. https://journals.lww.com/menopausejournal/abstract/2021/06000/abdominal_visceral_adipose_tissue_over_the.6.aspx (abgerufen am 24.7.2024)

Stancic, Saray: Six Applications of Plant Based Diets for Health Promotion. https://doi.org/10.1177/15598276221104023 (abgerufen am 24.7.2024)

Statistisches Bundesamt: Gender Pay Gap 2023. https://www.destatis.de/DE/Presse/Pressemitteilungen/2024/01/PD24_027_621.html (abgerufen am 24.7.2024)

Zeun, Susan: Phytotherapeutika zur Behandlung von vasomotorischen Symptomen im Klimakterium. https://www.thieme-connect.de/products/ejournals/abstract/10.1055/a-1874-9617#N10917 (abgerufen am 24.7.2024)